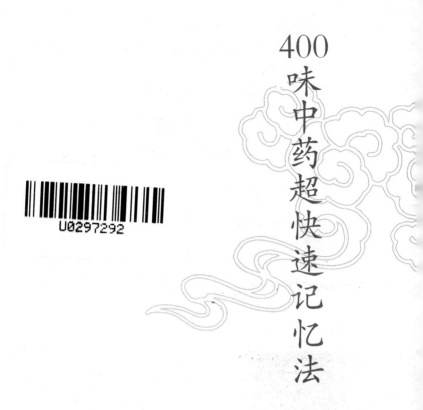

400味中药超快速记忆法

邹德华　编著

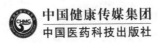

中国健康传媒集团
中国医药科技出版社

图书在版编目（CIP）数据

400 味中药超快速记忆法 / 邹德华编著 . —北京：中国医药科技
出版社，2018.7

ISBN 978-7-5214-0167-7

Ⅰ . ① 4… Ⅱ . ① 邹… Ⅲ . ① 中草药—记忆术 Ⅳ . ① R28

中国版本图书馆 CIP 数据核字（2018）第 066233 号

美术编辑　陈君杞
版式设计　锋尚设计

出版　**中国健康传媒集团** | **中国医药科技出版社**
地址　北京市海淀区文慧园北路甲 22 号
邮编　100082
电话　发行：010-62227427　邮购：010-62236938
网址　www.cmstp.com
规格　880×1230mm　¹/₃₂
印张　14³/₈
字数　347 千字
版次　2018 年 7 月第 1 版
印次　2023 年 11 月第 5 次印刷
印刷　三河市万龙印装有限公司
经销　全国各地新华书店
书号　ISBN 978-7-5214-0167-7
定价　39.00 元

获取新书信息、投稿、
为图书纠错，请扫码
联系我们。

内容提要

　　本书每一味中药采用五字歌诀形式概括其精要，一药一诀，歌诀后又有该药的功能主治、来源采收、性味归经、用法用量、使用注意，言简意赅，便于理解记忆；并为每一味中药配以声音记忆法，扫一扫书中二维码即可听有关该中药的小故事，听故事，学知识，让你在快乐中"超快速"记忆中药知识。本书执简驭繁，荟精萃要，不仅可以让参加各种中药考试的学子用最少的时间记忆最重要的考点，也可供广大中医药院校师生及中医爱好者参阅。

前言

　　编者按解表药、清热药、泻下药、祛风湿药、芳香化湿药、利水渗湿药、温里药、理气药、消食药、驱虫药、止血药、活血祛瘀药、化痰止咳平喘药、安神药、平肝息风药、开窍药、补虚药、收涩药、涌吐药、杀虫燥湿止痒药、拔毒消肿敛疮药等21章进行分类编写，介绍了400味中药品种。其中包括《中国药典》（2015年版）收载品种372味，其他医药书籍收载品种28味。这些故事，融医学、药学、史学、文学为一炉，集知识性、趣味性、可读性、实用性为一体，寓教于乐，轻松自如，潜移默化。编者以讲述中药故事为引子，介绍其来源采收、性味归经、功能主治、用法用量以及使用注意等内容，并附速记歌诀。通过这些喜闻乐见、通俗易懂的故事，传承中医药文化，普及中药知识，让更多的人走近中药、认识中药、喜爱中药，用古老的中药文化为现代人健康服务。尤其对于准备参加执业中药师考试的考生而言，阅读本书可以有针对性地帮助其强化学习，把"死"记硬背的文字，变得生动"活"泼起来，加深记忆和理解，达到事半功倍的效果。

　　特别值得一提的是，本书每味中药都附有二维码，读者可以通过扫码获取每味中药故事的音频讲解，有利于读者随时随地听取学习。

　　中药故事虽然不能当作考究其起源的依据，但在解释各种特定药物的药性及其如何被人们发现的过程时，往往符合一定的客观规律。诚如南北朝著名医药学家陶弘景在《本草经集注·序录》中所言："藕皮散血，起自疱人。牵牛逐水，近出野老。"正是由于这些来自于生活实践的经验，经过历代医药学家的运用和总结，才形成了当今如此完备的中医药理论体系。

本书可作为报考执业中药师"中药学专业知识（二）"科目学习的辅助参考，也可作为大中专院校中医药学生学习中药、增强记忆的课外读物。同时，还可供中医、中西医结合临床、科研及教学工作者、中医药文化爱好者阅读学习。

本书在编写过程中，参考引用了诸多文献，限于篇幅，未能一一注明出处。在此，谨对曾经为中药故事的收集编撰做过贡献的热心专业人士，致以崇高的敬意与诚挚的谢意！

由于编者专业水准和写作水平局限，书中偏颇之处在所难免，敬请各位读者批评指正。

编　者
2018年2月

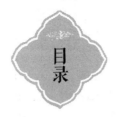

目录

第三章
泻下药

第四章
祛风湿药

第五章
芳香化湿药

第六章
利水渗湿药

第七章
温里药

第十二章 活血祛瘀药

第十三章 化痰止咳平喘药

第十八章
收涩药

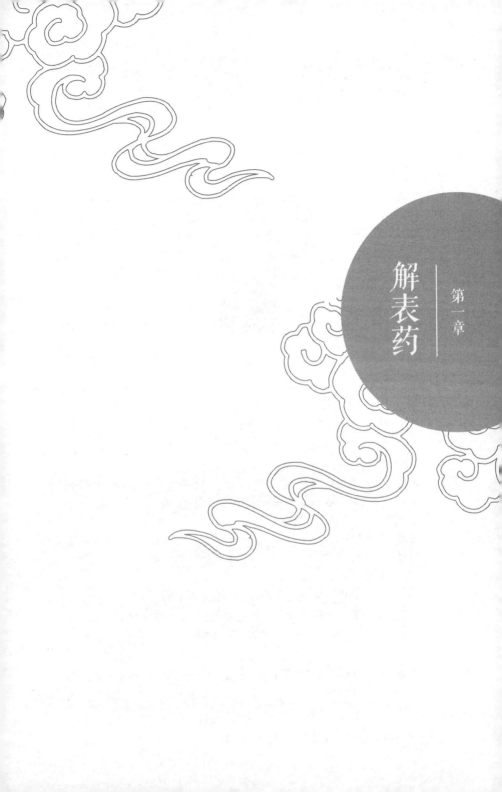

第一章 解表药

麻黄 má huáng

功能主治

麻黄
- 发汗散寒 —— 风寒感冒
- 宣肺平喘 —— 胸闷喘咳
- 利水消肿 —— 风水浮肿

来源采收

本品为麻黄科植物草麻黄、中麻黄或木贼麻黄的干燥草质茎。秋季采割绿色的草质茎，晒干。

性味归经

辛、微苦，温。归肺、膀胱经。

用法用量

内服：煎汤，2~10g；或入丸、散。外用：研末吹鼻，或研末敷。解表宜生用，平喘宜蜜炙用或生用。小儿、年老体弱者宜用麻黄绒。

使用注意

本品发汗力较强，故表虚自汗、阴虚盗汗及肾虚咳喘者忌服。

桂枝 gui zhī

速记歌诀

桂枝温甘辛，入肺膀胱心。
发汗解肌表，助阳温通经。
感冒风寒痛，痰饮喘咳停。
治风寒湿痹，止汗利尿清。

功能主治

桂枝

- 发汗解肌 —— 风寒感冒
- 温通经脉
  助阳化气 —— 脘腹冷痛，血寒经闭，关节痹痛，痰饮，水肿
- 平冲降气 —— 心悸，奔豚

来源采收

本品为樟科植物肉桂的干燥嫩枝。春、夏二季采收，除去叶，晒干，或切片晒干。

性味归经

辛、甘，温。归心、肺、膀胱经。

用法用量

内服：煎汤，3~10g；或入丸、散。外用：适量，研末调敷，或煎汤熏洗。

使用注意

孕妇慎用。

紫苏 zǐ sū

速记歌诀

紫苏叶和梗，温辛入肺脾。

叶发散风寒，和胃能行气。

鱼蟹中毒疗，妊娠呕吐医。

梗宽胸安胎，久煎药香逸。

功能主治	紫苏	解表散寒 —— 风寒感冒
		行气和胃 —— 咳嗽呕恶，妊娠呕吐，
		理气宽中　　　鱼蟹中毒，胸膈痞闷
		止痛 —— 胃脘疼痛，嗳气呕吐
		安胎 —— 胎动不安

来源采收　本品为唇形科植物紫苏的干燥叶(或带嫩枝)、茎。叶称紫苏叶，夏季枝叶茂盛时采收，除去杂质，晒干；茎称紫苏梗，秋季果实成熟后采割，除去杂质，晒干，或趁鲜切片，晒干。

性味归经　辛、温。归肺、脾经。

用法用量　内服：煎汤，5~10g；治鱼蟹中毒，可单用至30~60g；不宜久煎；或入丸、散。外用：适量，捣敷，或煎汤洗。也可用鲜品。

生 姜
shēng jiāng

功能主治

生 姜
- 解表散寒 —— 风寒感冒
- 温中止呕 —— 胃寒呕吐
- 化痰止咳 —— 寒痰咳嗽
- 解鱼蟹毒 —— 鱼蟹、半夏及天南星中毒

来源采收

本品为姜科植物姜的新鲜根茎。秋、冬二季采挖，除去须根和泥沙。

性味归经

辛，微温。归肺、脾、胃经。

用法用量

内服：煎汤，3~10g，或捣汁冲服；或入丸、散。外用：适量，捣敷，擦患处，或炒热熨。

荆芥 jīng jiè

功能主治

荆芥

- 解表散风 —— 感冒，头痛
- 透疹 —— 麻疹，风疹
- 消疮 —— 疮疡初起
- 收敛止血 —— 便血，崩漏，产后血晕

来源采收

本品为唇形科植物荆芥的干燥地上部分。夏、秋二季花开到顶、穗绿时采割，除去杂质，晒干。

性味归经

辛，微温。归肺、肝经。

用法用量

内服：煎汤，5~10g，不宜久煎；或入丸、散。外用：适量，煎水熏洗，捣烂外敷或研末调敷。荆芥穗发汗力强。发表透疹消疮宜生用；止血宜炒炭用。

防风 fáng fēng

功能主治

防风
- 祛风解表 —— 感冒头痛
- 胜湿止痛 —— 风湿痹痛
- 止痉 —— 风疹瘙痒，破伤风

来源采收

本品为伞形科植物防风的干燥根。春、秋二季采挖未抽花茎植株的根，除去须根和泥沙，晒干。

性味归经

辛、甘，微温。归膀胱、肝、脾经。

用法用量

内服：煎汤，5~10g；或入酒、丸、散剂。外用：适量，煎汤熏洗。

羌活
qiāng huó

速记歌诀

羌活辛苦温，归经膀胱肾。
通络散风寒，项强头身疼。
上身寒湿痹，诸痛皆用生。

功能主治	羌 活	解表散寒 —— 风寒感冒，头痛项强
		祛风除湿 —— 风湿痹痛
		止痛 —— 肩背酸痛

来源采收　本品为伞形科植物羌活或宽叶羌活的干燥根茎和根。春、秋二季采挖，除去须根及泥沙，晒干。

性味归经　辛、苦，温。归膀胱、肾经。

用法用量　内服：煎汤，3~10g；或入丸、散。

细辛 xì xīn

功能主治

细辛
- 祛风散寒 —— 风寒感冒
- 通窍止痛 —— 头痛，牙痛，鼻塞流涕，鼻衄，鼻渊，风湿痹痛
- 温肺化饮 —— 痰饮喘咳

来源采收

本品为马兜铃科植物北细辛、汉城细辛或华细辛的干燥根和根茎。夏季果熟期或初秋采挖，除去泥沙，阴干。

性味归经

辛，温。归心、肺、肾经。

用法用量

内服：汤剂，1~3g；散剂，每次服0.5~1g。外用：适量，研末吹鼻、塞耳、敷脐，或调涂。也可煎汤含漱。

使用注意

不宜与藜芦同用。

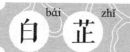

白芷 bái zhǐ

白芷辛温香，入胃肺大肠。
燥湿散风寒，止痛排脓疮。
擅疗眉棱痛，止带治瘙痒。
宣通开鼻窍，牙痛不用慌。

功能主治　白芷

- 解表散寒 —— 感冒头痛
- 祛风止痛 —— 眉棱骨痛
- 宣通鼻窍 —— 鼻塞流涕，鼻衄，鼻渊，牙痛
- 燥湿止带 —— 带下
- 消肿排脓 —— 疮疡肿痛

来源采收　本品为伞形科植物白芷或杭白芷的干燥根。夏、秋季叶黄时采挖，除去须根和泥沙，晒干或低温干燥。

性味归经　辛，温。归胃、大肠、肺经。

用法用量　内服：煎汤3~10g；或入丸、散。外用：适量，研末，或调敷。

香薷 ^{xiāng} ^{rú}

速记歌诀

香薷微温辛，归入肺胃经。
入煎宜后下，伤暑宜冷饮。
发汗解暑气，和中化湿淫。

功能主治

香薷 ——┬── 发汗解表 ——→ 暑湿感冒，恶寒发热，头痛无汗
　　　　└── 化湿和中 ——→ 腹痛吐泻，水肿，小便不利

来源采收

本品为唇形科植物石香薷或江香薷的干燥地上部分。前者习称"青香薷"，后者习称"江香薷"。夏季茎叶茂盛、花盛时择晴天采割，除去杂质，阴干。

性味归经

辛，微温。归肺、胃经。

用法用量

内服：煎汤3~10g；或入丸、散。外用：适量，捣敷。或煎汤含漱。发汗解表宜水煎凉服，利水退肿须浓煎服或为丸服。

藁本
gǎo běn

功能主治

藁 本
- 祛风散寒 —— 风寒感冒
- 止痛 —— 巅顶疼痛
- 除湿 —— 风湿痹痛

来源采收

本品为伞形科植物藁本或辽藁本的干燥根茎和根。秋季茎叶枯萎或次春出苗时采挖，除去泥沙，晒干或烘干。

性味归经

辛，温。归膀胱经。

用法用量

内服：煎汤3~10g；或入丸、散。外用：适量，煎水洗或研末调涂。

苍耳子

cāng ěr zǐ

速记歌诀

苍耳辛温苦，归肺经有毒。
发汗通鼻窍，头痛风寒除。
湿痹拘挛急，疥癣细疮无。

功能主治

苍耳子
- 散风寒 —— 风寒头痛
- 通鼻窍 —— 鼻塞流涕，鼻衄，鼻渊
- 祛风湿 —— 风疹瘙痒，湿痹拘挛

来源采收

本品为菊科植物苍耳的干燥成熟带总苞的果实。秋季果实成熟时采收，干燥，除去梗、叶等杂质。

性味归经

辛、苦，温；有毒。归肺经。

用法用量

内服：煎汤3~10g；或入丸、散。外用：适量，捣敷，或煎汤洗。

辛夷 xīn yí

速记歌诀

辛夷花温辛，入走肺胃经。
散风通鼻窍，头痛鼻渊清。
内服布包煎，咽喉少犯病。

功能主治

辛夷 ⟨ 散风寒 —— 风寒头痛
通鼻窍 —— 鼻塞流涕，鼻鼽，鼻渊

来源采收

本品为木兰科植物望春花、玉兰或武当玉兰的干燥花蕾。冬末春初花未开时采收，除去枝梗，阴干。

性味归经

辛，温。归肺、胃经。

用法用量

内服：煎汤3~10g；或入丸、散。外用：适量，捣敷，或煎汤熏洗。本品有毛，刺激咽喉，内服宜用纱布包煎。

西河柳
xī hé liǔ

速记歌诀

柽柳甘辛平，入走肺胃心。
发表透斑疹，风湿痹痛清。

功能主治

西河柳 ⟨ 发表透疹 —— 麻疹不透
        祛风除湿 —— 风湿痹痛

来源采收

本品为柽柳科植物柽柳的干燥细嫩枝叶。夏季花未开时采收，阴干。

性味归经

甘、辛，平。归心、肺、胃经。

用法用量

内服：煎汤，3~6g。外用：适量，煎汤擦洗。

薄荷 _{bò} _{he}

薄 荷

速记歌诀

薄荷性辛凉，入肺肝芳香。
疏肝散风热，行气解郁胀。
治感冒头痛，疗目赤口疮。
入煎宜后下，外用可适量。

功能主治	薄 荷	疏散风热 —— 风热感冒，风温初起
		清利头目 —— 头痛，目赤
		利咽 —— 喉痹，口疮
		透疹 —— 风疹，麻疹
		疏肝行气 —— 胸胁胀闷

来源采收　本品为唇形科植物薄荷的干燥地上部分。夏、秋二季茎叶茂盛或花开至三轮时，选晴天，分次采割，晒干或阴干。

性味归经　辛，凉。归肺、肝经。

用法用量　内服：煎汤，3~6g；或入丸、散；不宜煎久，入汤剂当后下。外用：适量，鲜品或捣汁涂，也可煎汤洗或含漱。其叶长于发汗，梗偏于理气。

牛蒡子
niú bàng zǐ

速记歌诀

牛蒡苦寒辛，入走肺胃经。
功在散风热，解毒利咽清。
宣肺透斑疹，入煎须捣匀。

功能主治

牛蒡子
- 疏散风热 —— 风热感冒，咳嗽痰多
- 宣肺透疹 —— 麻疹，风疹
- 解毒利咽 —— 咽喉肿痛，痄腮，丹毒，痈肿疮毒

来源采收

本品为菊科植物牛蒡的干燥成熟果实。秋季果实成熟时采收果序，晒干，打下果实，除去杂质，再晒干。

性味归经

辛、苦，寒。归肺、胃经。

用法用量

内服：煎汤，6～12g；或入丸、散。入煎剂宜打碎，炒用寒性略减。

蝉 蜕
chán tuì

速记歌诀

蝉蜕性甘寒，归经肺与肝。
生用散风热，透疹解痉宁。
目赤翳障疾，明目除眼患。
声嘶咽喉痛，惊痫夜啼安。

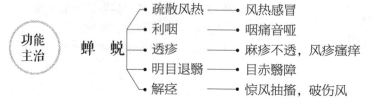

功能主治	蝉 蜕	疏散风热 —— 风热感冒
		利咽 —— 咽痛音哑
		透疹 —— 麻疹不透，风疹瘙痒
		明目退翳 —— 目赤翳障
		解痉 —— 惊风抽搐，破伤风

来源采收　本品为蝉科昆虫黑蚱的幼虫羽化时脱落的皮壳。夏、秋二季收集，除去泥沙，晒干。

性味归经　甘，寒。归肺、肝经。

用法用量　内服：煎汤，3~6g；或研末冲服。止痉用量宜大。

桑叶 sāng yè

功能主治

桑叶
- 疏散风热 —— 风热感冒
- 清肺润燥 —— 肺热燥咳
- 清肝明目 —— 头晕头痛，目赤昏花

来源采收

本品为桑科植物桑的干燥叶。初霜后采收，除去杂质，晒干。

性味归经

甘、苦，寒。归肺、肝经。

用法用量

内服：煎汤，5~10g；或入丸、散。外用：适量，煎水洗眼或捣敷。润肺止咳宜蜜炙用。

菊 花
jú huā

速记歌诀

菊花苦甘寒，入走肺与肝。
散风清热毒，平肝疗眼患。
菊有黄白分，功用各有专。
黄菊散风热，白菊多平肝。

功能主治

菊 花
- 散风清热 —— 风热感冒
- 平肝明目 —— 头痛眩晕，目赤肿痛，眼目昏花
- 清热解毒 —— 疮痈肿毒

来源采收

本品为菊科植物菊的干燥头状花序。9~11月花盛开时分批采收，阴干或焙干，或熏、蒸后晒干。药材按产地和加工方法不同，分为"亳菊""滁菊""贡菊""杭菊""怀菊"。

性味归经

甘、苦，微寒。归肺、肝经。

用法用量

内服：煎汤，5~10g；或入丸、散，或泡茶饮。外用：适量，煎汤熏洗，或捣烂敷。疏散风热多用黄菊花，平肝明目多用白菊花。

葛根 gě gēn

葛根甘辛凉，入走胃肺脾。生津能止渴，退热可解肌。
透疹通经络，升阳止泻痢。葛花解酒毒，醉后头痛医。
透疹宜生用，煨用止泻宜。

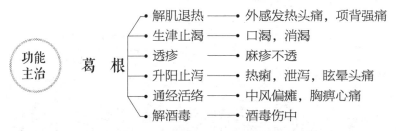

功能主治　葛　根
- 解肌退热 —— 外感发热头痛，项背强痛
- 生津止渴 —— 口渴，消渴
- 透疹 —— 麻疹不透
- 升阳止泻 —— 热痢，泄泻，眩晕头痛
- 通经活络 —— 中风偏瘫，胸痹心痛
- 解酒毒 —— 酒毒伤中

来源采收　本品为豆科植物野葛或甘葛藤的干燥根。秋、冬二季采挖，趁鲜切成厚片或小块，干燥。

性味归经　甘、辛，凉。归脾、胃、肺经。

用法用量　内服：煎汤，10~15g；或入丸、散，或鲜品捣汁服。止泻宜煨用，退热生津、透疹宜生用，鲜葛根生津最佳。

柴胡

chái hú

速记歌诀

柴胡苦微寒，辛入肺肝胆。
解郁泻肝火，感冒发热散。
升举阳气能，宫垂脱肛安。
退热宜生用，醋炙擅疏肝。

功能主治

柴胡
- 疏散退热 —— 感冒发热，寒热往来
- 疏肝解郁 —— 胸胁胀痛，月经不调
- 升举阳气 —— 子宫脱垂，脱肛

来源采收

本品为伞形科植物柴胡或狭叶柴胡的干燥根。按性状不同，分别习称"北柴胡"和"南柴胡"。春、秋二季采挖，除去茎叶和泥沙，干燥。

性味归经

苦，微寒。归肝、胆、肺经。

用法用量

内服：煎汤，3~10g；入丸、散。解表退热宜生用，疏肝解郁宜醋炙用。

升 麻
shēng *má*

功能主治

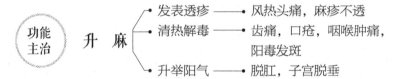

升麻
- 发表透疹 —— 风热头痛，麻疹不透
- 清热解毒 —— 齿痛，口疮，咽喉肿痛，阳毒发斑
- 升举阳气 —— 脱肛，子宫脱垂

来源采收

本品为毛茛科植物大三叶升麻、兴安升麻或升麻的干燥根茎。秋季采挖，除去泥沙，晒至须根干时，燎去或除去须根，晒干。

性味归经

辛、微甘，微寒。归肺、脾、胃、大肠经。

用法用量

内服：煎汤，用于升阳，3~6g，宜蜜炙；用于发表透疹、清热解毒，可用至15g，宜生用；或入丸、散。
外用：适量，生用研末调涂，煎汤含漱，或淋洗。

蔓 荆 子
mán jīng zǐ

功能主治

蔓荆子 — 疏散风热 —— 风热感冒头痛，齿龈肿痛
　　　 — 清利头目 —— 目赤多泪，目暗不明，头晕目眩

来源采收

本品为马鞭草科植物单叶蔓荆或蔓荆的干燥成熟果实。秋季果实成熟时采收，除去杂质，晒干。

性味归经

辛、苦，微寒。归膀胱、肝、胃经。

用法用量

内服：煎汤，5~10g，打碎；或浸酒、入丸、散。外用：适量，煎汤熏洗。

淡 豆 豉
dàn dòu chǐ

功能主治

淡豆豉
- 解表 —— 感冒，寒热头痛
- 除烦 —— 烦躁胸闷
- 宣发郁热 —— 虚烦不眠

来源采收

本品为豆科植物大豆的成熟种子的发酵加工品。

性味归经

苦、辛，凉。归肺、胃经。

用法用量

内服：煎汤，6~12g；或入丸、散。

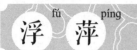

浮 萍 fú píng

速记歌诀

浮萍水上飘，发汗又解表。
辛寒归肺经，退肿亦利尿。
透疹散风热，风疹瘙痒消。

功能主治	浮 萍		
		• 宣散风热 ——	• 外感风热
		• 透疹 ——	• 麻疹不透，风疹瘙痒
		• 利尿 ——	• 水肿尿少

来源采收　本品为浮萍科植物紫萍的干燥全草。6~9月采收，洗净，除去杂质，晒干。

性味归经　辛，寒。归肺经。

用法用量　内服：煎汤，3~9g，鲜品15~30g；或入丸、散，或捣汁饮。

木 贼
mù zéi

速记歌诀

木贼甘苦平，入走肺肝经。
疏散风热能，明目退翳清。
血热下血止，炒炭痔血停。

功能主治

木贼 〈
- 疏散风热 —— 风热目赤
- 明目退翳 —— 迎风流泪，目生云翳

来源采收

本品为木贼科植物木贼的干燥地上部分。夏、秋二季采割，除去杂质，晒干或阴干。

性味归经

甘、苦，平。归肺、肝经。

用法用量

内服：煎汤，3~9g；或入丸、散。

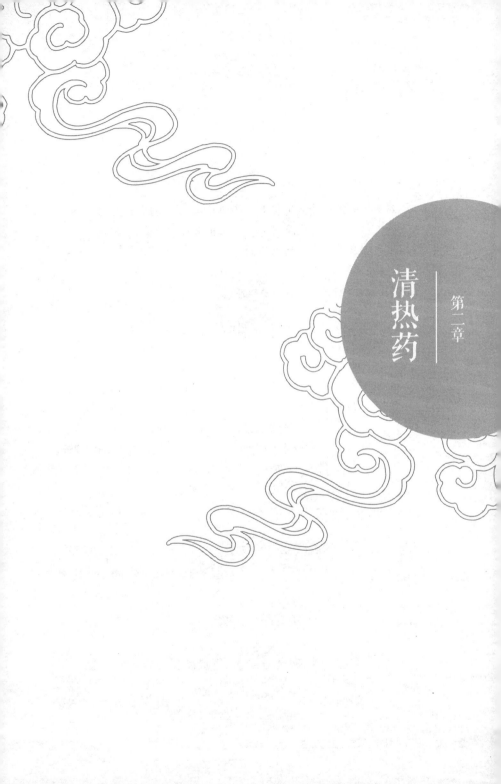

清热药

第二章

石膏 shí gāo

石膏性大寒，清热泻胃火。头痛牙痛医，解肌止烦渴。
煅收湿敛疮，治湿疹瘙痒。生肌出血止，疗烫伤外伤。
生品宜先煎，外敷研末良。

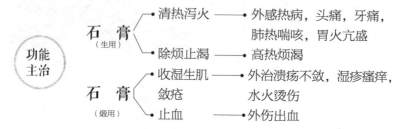

石膏（生用）	●清热泻火 ——	●外感热病，头痛，牙痛，肺热喘咳，胃火亢盛
	●除烦止渴 ——	●高热烦渴
石膏（煅用）	●收湿生肌敛疮 ——	●外治溃疡不敛，湿疹瘙痒，水火烫伤
	●止血 ——	●外伤出血

功能主治

来源采收　本品为硫酸盐类矿物硬石膏族石膏，主含含水硫酸钙（$CaSO_4 \cdot 2H_2O$），采挖后，除去杂石及泥沙。

性味归经　甘、辛，大寒。归肺、胃经。

用法用量　内服：煎汤，15~60g，重症酌加；或入丸、散。外用：适量，研末敷。内服用生品，先煎。外用须火煅研细末。

知母
zhī mǔ

速记歌诀

归经肺胃肾，甘寒苦知母。
清热能泻火，高热烦渴除。
滋阴能润燥，肠燥便秘无。
骨蒸潮热治，痰咳皆可舒。

功能主治

知母
- 清热泻火 —— 外感热病，高热烦渴
- 滋阴润燥 —— 肺热燥咳，骨蒸潮热，内热消渴，肠燥便秘

来源采收

本品为百合科植物知母的干燥根茎。春、秋二季采挖，除去须根和泥沙，晒干，习称"毛知母"；或除去外皮，晒干。

性味归经

苦、甘，寒。归肺、胃、肾经。

用法用量

内服：煎汤，6~12g；或入丸、散。清泻实火宜生用，滋阴降火宜盐水炒用。

天花粉
tiān huā fěn

速记歌诀

天花粉微寒，清热泻火安。
肺胃微苦甘，生津能祛烦。
排脓消肿痛，善治除热痰。
孕妇不可用，川乌草乌反。

功能主治

天花粉
- 清热泻火 —— 热病烦渴，肺热燥咳
- 生津止渴 —— 内热消渴
- 消肿排脓 —— 疮疡肿毒

来源采收

本品为葫芦科植物栝楼或双边栝楼的干燥根。秋、冬二季采挖，洗净，除去外皮，切段或纵剖成瓣，干燥。

性味归经

甘、微苦，微寒。归肺、胃经。

用法用量

内服：煎汤，10~15g；或入丸、散。外用：适量，研末，水或醋调敷。

使用注意

孕妇慎用；不宜与川乌、制川乌、草乌、制草乌、附子同用。

栀 子
zhī zi

速记歌诀

归心肺三焦，栀子性苦寒。生清热凉血，治热病心烦。
炒黄抑寒性，疗湿热黄疸。衄吐尿下血，失血皆炒炭。
鲜品敷跌损，洗净切捣烂。

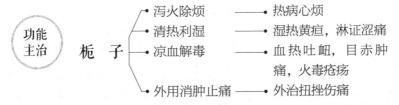

功能主治

栀 子

- 泻火除烦 ——— 热病心烦
- 清热利湿 ——— 湿热黄疸，淋证涩痛
- 凉血解毒 ——— 血热吐衄，目赤肿痛，火毒疮疡
- 外用消肿止痛 ——— 外治扭挫伤痛

来源采收

本品为茜草科植物栀子的干燥成熟果实。9~11月果实成熟呈红黄色时采收，除去果梗和杂质，蒸至上汽或置沸水中略烫，取出，干燥。

性味归经

苦，寒。归心、肺、三焦经。

用法用量

内服：煎汤，6~10g；或入丸、散。外用：适量，研末调敷，或鲜品捣敷。

夏xià 枯kū 草cǎo

速记歌诀

夏枯草苦辛，性寒肝胆经。
夏采果穗用，煮水煎药勤。
清热泻肝火，头痛目眩晕。
散结消肿胀，瘰疬瘿瘤清。

功能主治

夏枯草
- 清肝泻火 —— 头痛眩晕
- 明目 —— 目赤肿痛，目珠夜痛
- 散结消肿 —— 瘰疬，瘿瘤，乳痈，乳癖，乳房胀痛

来源采收

本品为唇形科植物夏枯草的干燥果穗。夏季果穗呈棕红色时采收，除去杂质，晒干。

性味归经

辛、苦，寒。归肝、胆经。

用法用量

内服：煎汤，9~15g，单用可酌加；或入丸、散或熬膏。

芦 根
lú gēn

速记歌诀

芦根性甘寒，泻火祛肺痰。
生津止呕吐，利尿除热烦。

功能主治	芦 根	清热生津 —— 肺热咳嗽，热病烦渴
		除烦止呕 —— 肺痈吐脓，胃热呕哕
		利尿 —— 热淋涩痛

来源采收：本品为禾本科植物芦苇的新鲜或干燥根茎。全年均可采挖，除去芽、须根及膜状叶，鲜用或晒干。

性味归经：甘，寒。归肺、胃经。

用法用量：内服：煎汤15~30g；鲜品用量加倍，或捣汁用。

竹叶
zhú yè

功能主治

竹叶
- 清热除烦 ——→ 生津 ——→ 热病烦渴，心火上炎之口舌生疮，热入心包之神昏谵语
- 利尿 ——→ 热淋，小便不利

来源采收

本品为禾本科植物淡竹的干燥或新鲜叶。其卷而未放的幼叶，称竹叶卷心。

性味归经

甘、辛、淡，寒。归心、肺、胃经。

用法用量

内服：煎汤，6~15g；或入丸、散。

淡竹叶 (dàn zhú yè)

功能主治	淡竹叶	清热泻火 —— 口舌生疮
		除烦止渴 —— 热病烦渴
		利尿通淋 —— 小便短赤涩痛

来源采收　本品为禾本科植物淡竹叶的干燥茎叶。夏季未抽花穗前采割，晒干。

性味归经　甘、淡，寒。归心、胃、小肠经。

用法用量　内服：煎汤，6~10g；或入丸、散。

决明子
jué　míng　zǐ

速记歌诀

决明苦咸甘，微寒大肠肝。
明目清肝热，润肠通便安。

功能主治

决明子
- 清热明目 —— 目赤涩痛，羞明多泪，头痛眩晕，目暗不明
- 润肠通便 —— 大便秘结

来源采收

本品为豆科植物决明或小决明的干燥成熟种子。秋季采收成熟果实，晒干，打下种子，除去杂质。

性味归经

甘、苦、咸，微寒。归肝、大肠经。

用法用量

内服：煎汤，9~15g，打碎；研末，3~6g。降血脂可用至30g。生用清热明目、润肠通便力较强。炒用药力略减，临床也常用。

密蒙花
mì méng huā

速记歌诀

密蒙花味甘，微寒主入肝。
明目清肝火，退翳消蒙安。

功能主治	密蒙花	清热泻火 —— 目赤肿痛
		养肝明目 —— 多泪羞明，肝虚目暗
		退翳 —— 目生翳膜，视物昏花

来源采收　本品为马钱科植物密蒙花的干燥花蕾和花序。春季花未开放时采收，除去杂质，干燥。

性味归经　甘，微寒。归肝经。

用法用量　内服：煎汤，3~9g；或入丸、散。

谷精草 gǔ jīng cǎo

功能主治

谷精草
- 疏散风热 —— 风热头痛
- 明目退翳 —— 风热目赤，肿痛羞明，眼生翳膜

来源采收

本品为谷精草科植物谷精草的干燥带花茎的头状花序。秋季采收，花序连同花茎拔出，晒干。

性味归经

辛、甘，平。归肝、肺经。

用法用量

内服：煎汤，5~10g；或入丸、散。外用：适量，煎汤洗。

青箱子
qīng xiāng zǐ

速记歌诀

青箱微寒苦，清肝泻火毒。
入药归肝经，退翳障明目。
忌用青光眼，切记不可服。

功能主治

青箱子 ⟨ 清肝泻火 ——→ 肝火眩晕，肝热目赤
明目退翳 ——→ 目生翳膜，视物昏花

来源采收

本品为苋科植物青箱的干燥成熟种子。秋季果实成熟时采割植株或摘取果穗，晒干，收集种子，除去杂质。

性味归经

苦，微寒。归肝经。

用法用量

内服：煎汤，9~15g；或入丸、散。

使用注意

本品有散瞳孔作用，青光眼患者禁用。

黄芩

huáng qín

速记歌诀

黄芩苦寒高，清热毒湿燥。肺胆脾二肠，泻火解毒疗。
酒炒能上行，适宜清上焦。炒黄抑苦寒，安胎母免扰。
炒炭能止血，血热出血抛。子芩大肠火，枯芩肺火消。

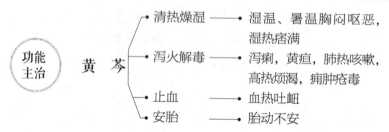

功能主治　黄芩

- 清热燥湿 —— 湿温、暑温胸闷呕恶，湿热痞满
- 泻火解毒 —— 泻痢，黄疸，肺热咳嗽，高热烦渴，痈肿疮毒
- 止血 —— 血热吐衄
- 安胎 —— 胎动不安

来源采收	本品为唇形科植物黄芩的干燥根。春、秋二季采挖，除去须根和泥沙，晒后撞去粗皮，晒干。
性味归经	苦，寒。归肺、胆、脾、大肠、小肠经。
用法用量	内服：煎汤，3~10g；或入丸、散。生用清热燥湿、泻火解毒作用较强，炒黄芩苦寒之性略减，酒炒黄芩能上行，炒炭凉血止血力较强。

黄 连
huáng lián

功能主治

黄 连

- 清热燥湿 —— 湿热痞满，呕吐吞酸，泻痢，黄疸，高热神昏；外治湿疹、湿疮，耳道流脓
- 泻火解毒 —— 心火亢盛，心烦不寐，血热吐衄，目赤，牙痛，消渴，痈肿疔疮

来源采收

本品为毛茛科植物黄连、三角叶黄连或云连的干燥根茎。秋季采挖，除去须根和泥沙，干燥。

性味归经

苦，寒。归心、脾、胃、肝、胆、大肠经。

用法用量

内服：煎汤，2~5g；或入丸、散。外用：适量，研末敷。

黄柏

huáng bò

速记歌诀

黄柏苦寒凉，入走肾膀胱。清热又燥湿，解毒疗疮疡。
泻火除骨蒸，专治虚火旺。杀菌止泻痢，除黄止带痒。
盐柏滋肾阴，炒炭止崩良。

功能主治	黄柏	清热燥湿 —— 湿热泻痢，黄疸尿赤，带下阴痒，热淋涩痛，脚气痿躄
		泻火除蒸 —— 骨蒸劳热，盗汗，遗精
		解毒疗疮 —— 疮疡肿毒，湿疹湿疮

来源采收　本品为芸香科植物黄皮树或黄檗的干燥树皮。剥取树皮后，除去粗皮，晒干。

性味归经　苦，寒。归肾、膀胱经。

用法用量　内服：煎汤，3~12g；或入丸、散。外用：适量，研末敷。清热燥湿解毒宜生用，清相火退虚热宜盐水炒用，止血宜炒炭。

龙 胆 lóng dǎn

速记歌诀

龙胆性苦寒，泻火胆和肝。
功清热燥湿，疗目赤黄疸。
泻热定惊痫，健胃除热烦。
耳鸣咽喉痛，胁痛口苦干。

功能主治

龙 胆

- 清热燥湿 —— 湿热黄疸，阴肿阴痒，带下，湿疹瘙痒
- 泻肝胆火 —— 目赤，耳鸣耳聋，胁痛口苦，惊风抽搐

来源采收

本品为龙胆科植物条叶龙胆、龙胆、三花龙胆或坚龙胆的干燥根和根茎。前三种习称"龙胆"，后一种习称"坚龙胆"。春、秋二季采挖，洗净，干燥。

性味归经

苦，寒。归肝、胆经。

用法用量

内服：煎汤，3~6g；或入丸、散。外用：适量，研末敷。

苦参
kǔ shēn

苦参性苦寒，心膀胃肠肝。清热又燥湿，利尿除黄疸。
止带疗湿疹，煎汤熏洗患。杀虫功效显，滴虫阴道炎。
藜芦不同用，同用有凶险。

功能主治	苦参	清热燥湿 ——	热痢便血，赤白带下，阴肿阴痒，湿疹湿疮
		利尿 ——	黄疸尿闭
		杀虫 ——	皮肤瘙痒，疥癣麻风；外治滴虫性阴道炎

来源采收　本品为豆科植物苦参的干燥根。春、秋二季采挖，除去根头和小支根，洗净，干燥，或趁鲜切片，干燥。

性味归经　苦，寒。归心、肝、胃、大肠、膀胱经。

用法用量　内服：煎汤，4.5~9g；或入丸、散。外用：适量，研末敷，或煎汤熏洗患处。

使用注意　不宜与藜芦同用。

生地黄

生地甘苦寒，入走心肾肝。
清热凉血良，降温除毒斑。
养阴生津液，骨蒸除渴烦。
润肠通大便，止血宜炒炭。

功能主治

鲜地黄
- 清热生津 —— 热病伤阴，舌绛烦渴
- 凉血止血 —— 温毒发斑，吐血，衄血，咽喉肿痛

生地黄
- 清热凉血 —— 热入营血，温毒发斑，吐血衄血
- 养阴生津 —— 热病伤阴，舌绛烦渴，津伤便秘，阴虚发热，骨蒸劳热，内热消渴

来源采收

本品为玄参科植物地黄的新鲜或干燥块根。秋季采挖，除去芦头、须根及泥沙，鲜用；或将地黄缓缓烘焙至约八成干。前者习称"鲜地黄"，后者习称"生地黄"。

| 性味
归经 | 鲜地黄甘、苦，寒；生地黄甘，寒。归心、肝、肾经。 |

| 用法
用量 | 鲜地黄：12~30g。生地黄：10~15g。 |

| 附注 | 本品药典收载名称为"地黄"。 |

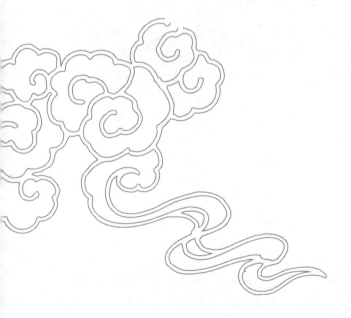

玄参 xuán shēn

速记歌诀

玄参甘苦咸，寒肺胃肾经。清热凉血良，降火行滋阴。
劳嗽咽目痛，便秘热伤津。解毒散瘀结，痈肿瘰疬清。
藜芦不同用，配伍倍留心。

功能主治	玄参	清热凉血 —— 热入营血，温毒发斑
		滋阴降火 —— 热病伤阴，舌绛烦渴，津伤便秘，骨蒸劳嗽，目赤，咽痛
		解毒散结 —— 瘰疬，痈肿疮毒

来源采收	本品为玄参科植物玄参的干燥根。冬季茎叶枯萎时采挖，除去根茎、幼芽、须根及泥沙干燥。
性味归经	甘、苦、咸，微寒。归肺、胃、肾经。
用法用量	内服：煎汤，9~15g；或入丸、散。
使用注意	不宜与藜芦同用。

牡 丹 皮
mǔ dān pí

速记歌诀

牡丹辛微寒，苦入肾心肝。清热凉血液，活血祛瘀斑。
热毒有伤阴，骨蒸不出汗。跌扑血滞痛，通经除热烦。
凉血宜生用，止血须炒炭。孕妇慎用药，确保胎儿安。

功能主治

牡丹皮
- 清热凉血 —— 热入营血，温毒发斑，吐血衄血，夜热早凉，无汗骨蒸
- 活血化瘀 —— 经闭痛经，跌扑伤痛，痈肿疮毒

来源采收
本品为毛茛科植物牡丹的干燥根皮。秋季采挖根部，除去细根，剥取根皮，晒干。

性味归经
苦、辛，微寒。归心、肝、肾经。

用法用量
内服：煎汤，6~12g；或入丸、散。清热凉血宜生用，活血化瘀宜酒炒用，止血宜炒炭用。

使用注意
孕妇慎用。

赤 芍
chì sháo

速记歌诀

赤芍苦微寒，归经专入肝。清热凉血液，止痛瘀血散。
目赤肝郁结，癥瘕胃痉挛。经闭不通畅，温毒出疹斑。
配伍有禁忌，藜芦两相反。

功能主治

赤 芍
- 清热凉血 ——→ 热入营血，温毒发斑，吐血衄血，目赤肿痛
- 散瘀止痛 ——→ 肝郁胁痛，经闭痛经，癥瘕腹痛，跌扑损伤，痈肿疮疡

来源采收 本品为毛茛科植物芍药或川赤芍的干燥根。春、秋二季采控，除去根茎、须根及泥沙，晒干。

性味归经 苦，微寒。归肝经。

用法用量 内服：煎汤，6~12g；或入丸、散。

使用注意 不宜与藜芦同用。

紫草 zǐ cǎo

速记歌诀

紫草根性寒，甘咸入心肝。
功凉血活血，能透疹消斑。
血热毒盛清，烫伤涂敷安。

功能主治	紫草	清热凉血 —— 血热毒盛，水火烫伤
		活血解毒 —— 斑疹紫黑，疮疡
		透疹消斑 —— 麻疹不透，湿疹

来源采收　本品为紫草科植物新疆紫草、紫草或内蒙紫草的干燥根。春、秋二季采挖，除去泥沙，干燥。

性味归经　甘、咸，寒。归心、肝经。

用法用量　内服：煎汤，5~10g；或入丸、散。外用：适量，熬膏或用植物油浸泡涂擦。

水牛角

shuǐ niú jiǎo

速记歌诀

水牛角苦寒，归经心和肝。
凉血定惊狂，清热解毒患。
治高热神昏，疗发疹发斑。
入药宜先煎，锉粉入丸散。

功能主治

水牛角
- 清热解毒 —— 温病高热，神昏谵语
- 凉血 —— 发斑发疹，吐血衄血
- 定惊 —— 惊风，癫狂

来源采收

本品为牛科动物水牛的角。取角后，水煮，除去角塞，干燥。

性味归经

苦，寒。归心、肝经。

用法用量

内服：煎汤，15~30g，大剂量60~120g，宜锉碎先煎3小时以上。水牛角浓缩粉，每次1.5~3g，一日2次，开水冲下。代犀牛角宜加量。

金银花 _{jīn yín huā}

功能主治

金银花
- 清热解毒 —— 痈肿疔疮，喉痹，丹毒，热毒血痢
- 疏散风热 —— 风热感冒，温病发热

来源采收

本品为忍冬科植物忍冬的干燥花蕾或带初开的花。夏初花开放前采收，干燥。

性味归经

甘，寒。归肺、心、胃经。

用法用量

内服：煎汤，6~15g；或入丸、散。治血痢及便血多炒炭用。外用：适量，鲜品捣敷。也可煎汤含漱。

连翘
lián qiáo

速记歌诀

连翘苦微寒，清心解热烦。
肺心小肠经，治风热外感。
疮家之圣药，痈疽瘰疬散。
翘心清心火，神昏谵语安。

功能主治

连翘
- 清热解毒 —— 温热入营，高热烦渴，神昏发斑，丹毒
- 消肿散结 —— 痈疽，瘰疬，乳痈
- 疏散风热 —— 风热感冒，温病初起，热淋涩痛

来源采收

本品为木犀科植物连翘的干燥果实。秋季果实初熟尚带绿色时采收，除去杂质，蒸熟，晒干，习称"青翘"；果实熟透时采收，晒干，除去杂质，习称"老翘"。

性味归经

苦，微寒。归肺、心、小肠经。

用法用量

内服：煎汤，6~15g；或入丸、散。连翘心长于清心火。

蒲公英 pú gōng yīng

速记歌诀

蒲公英性寒，苦甘入胃肝。清热解毒癣，疗疮肿毒斩。
目赤咽喉痛，结节瘰疬散。诸痈皆可治，乳痈效非凡。
利尿通小便，湿热除黄疸。

功能主治	蒲公英	清热解毒 —— 疗疮肿毒，目赤，咽痛，肺痈，肠痈
		消肿散结 —— 乳痈，瘰疬
		利尿通淋 —— 湿热黄疸，热淋涩痛

来源采收　本品为菊科植物蒲公英、碱地蒲公英或同属数种植物的干燥全草。春至秋季花初开时采挖，除去杂质，洗净，晒干。

性味归经　苦、甘，寒。归肝、胃经。

用法用量　内服：煎汤，10~15g，鲜品酌加；或入丸、散。外用：适量，鲜品捣敷。

大青叶 dà qīng yè

速记歌诀

大青叶苦寒，清热解毒患。
入走心胃经，利咽痈肿散。
清胃热凉血，抗病毒消斑。

功能主治

大青叶

- 清热解毒 —— 温病高热，神昏，痄腮，喉痹，丹毒，痈肿
- 凉血消斑 —— 发斑发疹

来源采收

本品为十字花科植物菘蓝的干燥叶。夏、秋二季分2~3次采收，除去杂质，晒干。

性味归经

苦，寒。归心、胃经。

用法用量

内服：煎汤，9~15g；或入丸、散。外用：适量，鲜品捣敷。

板蓝根 bǎn lán gēn

速记歌诀

苦寒板蓝根，清热解毒瘟。
入走心胃经，凉血咽肿疼。

功能主治

板蓝根 —— 清热解毒 —— 瘟疫时毒，温毒发斑，痄腮，烂喉丹痧，大头瘟疫，丹毒，痈肿

凉血利咽 —— 喉痹

来源采收

本品为十字花科植物菘蓝的干燥根。秋季采挖，除去泥沙，晒干。

性味归经

苦，寒。归心、胃经。

用法用量

内服：煎汤，9~15g；或入丸、散。

牛 黄
niú huáng

速记歌诀

牛黄性甘凉，清心凉肝爽。豁痰能开窍，息风解毒强。
善治咽喉痛，口舌热生疮。热病神志昏，定魂止癫狂。
中风痰迷阻，小儿急惊慌。

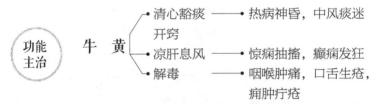

功能主治	牛 黄	清心豁痰开窍 —— 热病神昏，中风痰迷
		凉肝息风 —— 惊痫抽搐，癫痫发狂
		解毒 —— 咽喉肿痛，口舌生疮，痈肿疔疮

来源采收　本品为牛科动物牛的干燥胆结石。宰牛时，如发现有牛黄，即滤去胆汁，将牛黄取出，除去外部薄膜，阴干。

性味归经　甘，凉。归心、肝经。

用法用量　内服：入丸、散，0.15～0.35g。外用：适量，研末敷患处。

使用注意　孕妇慎用。

鱼腥草

yú xīng cǎo

功能主治

鱼腥草
- 清热解毒 —— 痰热喘咳，痈肿疮毒
- 消痈排脓 —— 肺痈吐脓
- 利尿通淋 —— 热痢，热淋

来源采收

本品为三白草科植物蕺菜的新鲜全草或干燥地上部分。鲜品全年均可采割；干品夏季茎叶茂盛花穗多时采割，除去杂质，晒干。

性味归经

辛，微寒。归肺经。

用法用量

内服：煎汤，15~25g，鲜品用量加倍，不宜久煎；或入丸、散。外用：适量，捣敷。

射干
shè gān

速记歌诀

射干味苦寒，归经入肺端。
功清热解毒，能利咽消痰。
热结痰盛旺，咽喉肿痛顽。
痰涎壅盛痰，经闭疟咳喘。

功能主治

射干
- 清热解毒 —— 热毒痰火郁结
- 消痰 —— 痰涎壅盛，咳嗽气喘
- 利咽 —— 咽喉肿痛

来源采收

本品为鸢尾科植物射干的干燥根茎。春初刚发芽或秋末茎叶枯萎时采挖，除去须根和泥沙，干燥。

性味归经

苦，寒。归肺经。

用法用量

内服：煎汤，3~10g；或入丸、散。外用：适量，研末吹喉，或外敷。

白头翁

bái   tóu   wēng

速记歌诀

苦寒白头翁，热毒去无踪。
归经胃大肠，血痢疗奇功。
何惧阿米巴，老翁驱小虫。

| 功能主治 | 白头翁 — 清热解毒 ——— 热毒血痢，阴痒带下 凉血止痢 ——— 阿米巴痢 |

来源采收　本品为毛茛科植物白头翁的干燥根。春、秋二季采挖，除去泥沙，干燥。

性味归经　苦，寒。归胃、大肠经。

用法用量　内服：煎汤，9~15g；或入丸、散。亦可保留灌肠。

败酱草
bài jiàng cǎo

功能主治

败酱草
- 清热解毒 —— 肠痈，肺痈，肝痈，痈肿疮毒
- 消痈排脓 —— 血滞胸痛腹痛
- 祛瘀止痛 —— 产后瘀阻腹痛

来源采收

本品为败酱科植物黄花龙芽或白花败酱的干燥全草。秋季采挖，去净茎苗及泥土，晒干。

性味归经

辛、苦，微寒。归胃、大肠、肝经。

用法用量

内服：煎汤，6~15g；或入丸、散。外用：适量，鲜品捣敷。

青黛 qīng dài

速记歌诀

青黛味咸寒，归经主入肝。
清热解诸毒，凉血能消斑。
疖腮口舌疮，喉痹咳血患。
泻火清肝热，定惊小儿安。

功能主治

青黛
- 清热解毒 —— 温毒发斑
- 凉血消斑 —— 血热吐血，胸痛咳血
  口疮，痄腮，喉痹
- 泻火定惊 —— 小儿惊痫

来源采收　本品为爵床科植物马蓝、蓼科植物蓼蓝或十字花科植物菘蓝的叶或茎叶经加工制得的干燥粉末、团块或颗粒。

性味归经　咸，寒。归肝经。

用法用量　内服：1~3g，冲服，或入丸、散。外用：适量，干撒，或调敷。

重 楼
chóng lóu

速记歌诀

重楼好风景，微寒苦肝经。

根茎有小毒，使用尤小心。

以毒功蛇毒，蛇药之妙品。

止痛消痈肿，凉肝能定惊。

功能主治

重 楼
- 清热解毒 —— 疔疮痈肿，咽喉肿痛
- 消肿止痛 —— 蛇虫咬伤，跌扑伤痛
- 凉肝定惊 —— 惊风抽搐

来源采收

本品为百合科植物云南重楼或七叶一枝花的干燥根茎。秋季采挖，除去须根，洗净，晒干。

性味归经

苦，微寒；有小毒。归肝经。

用法用量

内服：煎汤，3~9g；或入丸、散，并酌减。外用：适量，研末敷，或鲜品捣敷。

穿心莲

chuān xīn lián

速记歌诀

苦寒穿心莲，心肺大肠胱。
清热解诸毒，咽喉口舌疮。
凉血消肿痛，痈疮蛇虫伤。
燥湿泻痢停，热淋涩痛降。

功能主治

穿心莲

- 清热解毒 —— 感冒发热，咽喉肿痛，泄泻痢疾，热淋涩痛
- 凉血 —— 口舌生疮，顿咳劳嗽
- 消肿 —— 痈肿疮疡，蛇虫咬伤

来源采收

本品为爵床科植物穿心莲的干燥地上部分。秋初茎叶茂盛时采割，晒干。

性味归经

苦，寒。归心、肺、大肠、膀胱经。

用法用量

内服：煎汤，6~9g；或入丸、散。外用：适量，研末调敷或鲜品捣敷。

白鲜皮
bái xiān pí

速记歌诀

苦寒白鲜皮，入胃膀胱脾。
祛风燥湿好，清热解毒宜。
湿热生疮毒，风湿成热痹。
湿疹疥癣痒，入药煎汤洗。

功能主治

白鲜皮
- 清热燥湿 —— 湿热疮毒，黄水淋漓，湿疹
- 祛风解毒 —— 风疹，疥癣疮癞，风湿热痹，黄疸尿赤

来源采收

本品为芸香科植物白鲜的干燥根皮。春、秋二季采挖根部，除去泥沙和粗皮，剥取根皮，干燥。

性味归经

苦，寒。归脾、胃、膀胱经。

用法用量

内服：煎汤，5~10g；或入丸、散。外用：适量，煎汤洗，研末敷或调涂。

半边莲
bàn biān lián

半边莲全草，荒野遍地找。心肺小肠经，性平辛味嚼。
清热可解毒，消肿又利尿。蜂蝎蛇虫伤，外敷显奇效。
痈肿疔疮疗，黄疸腹水消。

功能主治

半边莲 ——• 清热解毒 —— 痈肿疔疮，蛇虫咬伤
   ——• 利尿消肿 —— 臌胀水肿，湿热黄疸，
           湿疹湿疮

来源采收

本品为桔梗科植物半边莲的干燥全草。夏季采收，除去泥沙，洗净，晒干。

性味归经

辛，平。归心、小肠、肺经。

用法用量

内服：煎汤，干品10~20g，鲜品30~60g。外用：适量，鲜品捣敷。

土茯苓
tǔ fú líng

功能主治

土茯苓
- 解毒 ——— 痈肿，瘰疬，疥癣
- 除湿 ——— 湿热淋浊，带下
- 通利关节 ——— 梅毒及汞中毒所致的肢体拘挛，筋骨疼痛

来源采收　本品为百合科植物光叶菝葜的干燥根茎。夏、秋二季采挖，除去须根，洗净，干燥；或趁鲜切成薄片，干燥。

性味归经　甘、淡，平。归肝、胃经。

用法用量　内服：煎汤，15~60g；或入丸、散。也可煎汤含漱。

山豆根
shān dòu gēn

功能主治

山豆根 — 清热解毒 —— 火毒蕴结
— 消肿利咽 —— 乳蛾喉痹，咽喉肿痛，齿龈肿痛，口舌生疮

来源采收

本品为豆科植物越南槐的干燥根和根茎。秋季采挖，除去杂质，洗净，干燥。

性味归经

苦，寒；有毒。归肺、胃经。

用法用量

内服：煎汤：3~6g；或磨汁服。外用：适量，煎汤含漱，或研末涂敷。

马 齿 苋
mǎ chǐ xiàn

功能主治

马齿苋 — 清热解毒 —— 热毒血痢，痈肿疔疮，湿疹，丹毒，蛇虫咬伤

凉血止血 —— 便血，痔血，崩漏下血

来源采收

本品为马齿苋科植物马齿苋的干燥地上部分。夏、秋二季采收，除去残根和杂质，洗净，略蒸或烫后晒干。

性味归经

酸，寒。归肝、大肠经。

用法用量

内服：煎汤，干品9~15g，鲜品30~60g；或鲜品捣汁。外用：适量，捣敷。止血宜用鲜品捣汁敷。

大血藤

速记歌诀

平苦大血藤，清热解毒功。
归经肝大肠，祛风经络通。
经闭产瘀阻，活血能止痛。
跌打有损伤，捣敷可外用。

功能主治

大血藤
- 清热解毒 —— 热毒疮疡，肠痈腹痛
- 活血 —— 经闭，痛经，跌扑肿痛
- 祛风止痛 —— 风湿痹痛

来源采收

本品为木通科植物大血藤的干燥藤茎。秋、冬二季采收，除去侧枝，截段，干燥。

性味归经

苦，平。归大肠、肝经。

用法用量

内服：煎汤，9~15g；或浸酒、入丸、散。外用：适量，捣敷。

白花蛇舌草
bái huā shé shé cǎo

速记歌诀

白花蛇舌草，夏秋采收好。性味苦甘寒，清热解毒妙。
肺胃大小肠，消痈毒疮疗。善治毒蛇伤，除湿又利尿。
食管直肠胃，癌肿疗可消。

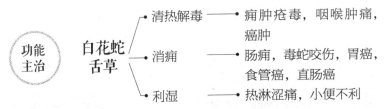

功能
主治

白花蛇
舌草

- 清热解毒 —— 痈肿疮毒，咽喉肿痛，癌肿
- 消痈 —— 肠痈，毒蛇咬伤，胃癌，食管癌，直肠癌
- 利湿 —— 热淋涩痛，小便不利

来源
采收

本品为茜草科植物白花蛇舌草的干燥或新鲜全草。
夏、秋采收，晒干或鲜用。

性味
归经

苦、甘，寒。归肺、胃、大肠、小肠经。

用法
用量

内服：煎汤，15~60g，鲜品加倍；或鲜品绞汁。外用：适量，捣敷。

野菊花
yě jú huā

速记歌诀

野菊花微寒，辛苦归心肝。
清热解毒功，平肝泻火善。
疗疮痈肿毒，风热有外感。
目赤头眩晕，疗疾除后患。

功能主治

野菊花 ⟨ 清热解毒 —— 疗疮痈肿
　　　　　泻火平肝 —— 目赤肿痛，头痛眩晕

来源采收

本品为菊科植物野菊的干燥头状花序。秋、冬二季花初开放时采摘，晒干，或蒸后晒干。

性味归经

苦、辛，微寒。归肝、心经。

用法用量

内服：煎汤，9~15g；或入丸、散。外用：适量，煎汤外洗或制膏外涂。

熊 胆
xióng dǎn

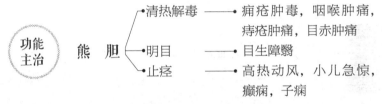

功能
主治

熊 胆
- 清热解毒 —— 痈疮肿毒，咽喉肿痛，痔疮肿痛，目赤肿痛
- 明目 —— 目生障翳
- 止痉 —— 高热动风，小儿急惊，癫痫，子痫

来源
采收

本品为熊科动物棕熊或黑熊的胆汁干燥物。

性味
归经

苦，寒。归肝、胆、心经。

用法
用量

内服：入丸、散，1.5~2.5g，不入汤剂。外用：适量，干掺或调敷。

紫花地丁
zǐ huā dì dīng

速记歌诀

紫花地丁草，性味寒苦辛。清热解毒功，入走心肝经。
凉血消肿痛，疔疮肿毒清。痈疽丹毒医，乳痈外敷平。
善治毒蛇伤，捣烂用鲜品。

功能主治

紫花地丁
- 清热解毒 —— 丹毒，疔疮肿毒，痈疽发背
- 凉血消肿 —— 毒蛇咬伤

来源采收

本品为堇菜科植物紫花地丁的干燥全草。春、秋二季采收，除去杂质，晒干。

性味归经

苦、辛，寒。归心、肝经。

用法用量

内服：煎汤，15~30g；或入丸、散。外用：适量，鲜品捣敷。

金荞麦

jīn qiáo mài

速记歌诀

金荞微辛凉，涩肺治肺痈。
解毒清肺热，祛瘀排肺脓。
蛇伤跌伤医，乳蛾消肿痛。

功能主治

金荞麦 ⎨ • 清热解毒 —— 肺痈吐脓，肺热喘咳
　　　　• 排脓祛瘀 —— 跌打损伤，乳蛾肿痛

来源采收

本品为蓼科植物金荞麦的干燥根茎。冬季采挖，除去茎和须根，洗净，晒干。

性味归经

微辛、涩，凉。归肺经。

用法用量

内服：15~45g，用水或黄酒隔水密闭炖服；或入丸、散。外用：适量，鲜品捣敷，或绞汁涂。

鸦胆子
yā dǎn zi

功能主治

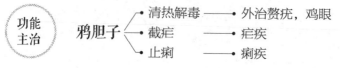

鸦胆子
- 清热解毒 —— 外治赘疣，鸡眼
- 截疟 —— 疟疾
- 止痢 —— 痢疾

来源采收

本品为苦木科植物鸦胆子的干燥成熟果实。秋季果实成熟时采收，除去杂质，晒干。

性味归经

苦，寒；有小毒。归大肠、肝经。

用法用量

内服：每次10~15粒（治疟疾）或10~30粒（治痢），或0.5~2g，每日3次。味极苦，不宜入煎剂，应去壳取仁，装入胶囊，或以龙眼肉包裹或馍皮包裹吞服。
外用：适量，捣敷；或制成鸦胆子油局部涂敷。

垂盆草
chuí pén cǎo

功能主治

垂盆草
- 利湿退黄 —— 湿热黄疸，急、慢性肝炎
- 清热解毒 —— 小便不利，痈肿疮疡

来源采收

本品为景天科植物垂盆草的干燥全草。夏、秋二季采收，除去杂质，鲜用或干燥。

性味归经

甘、淡，凉。归肝、胆、小肠经。

用法用量

内服：煎汤，干品15~30g，鲜品50~100g；或入丸、散，或捣汁。外用：适量，捣敷。

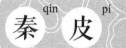
秦皮 qín pí

速记歌诀

秦皮苦涩寒，入胆大肠肝。
燥湿清热毒，止带涩肠安。
清肝明双目，整肠除热烦。

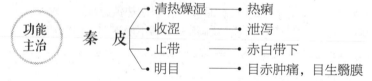

功能主治　秦皮

- 清热燥湿 —— 热痢
- 收涩 —— 泄泻
- 止带 —— 赤白带下
- 明目 —— 目赤肿痛，目生翳膜

来源采收　本品为木犀科植物苦枥白蜡树、白蜡树、尖叶白蜡树或宿柱白蜡树的干燥枝皮或干皮。春、秋二季剥取，晒干。

性味归经　苦、涩，寒。归肝、胆、大肠经。

用法用量　内服：煎汤，6~12g；或入丸、散。外用：适量，水煎洗（眼）患处。

马勃
mǎ bó

功能主治

马 勃

- 清肺利咽 —— 风热郁肺咽痛，音哑，咳嗽
- 止血 —— 外治鼻衄，创伤出血

来源采收

本品为灰包科真菌脱皮马勃、大马勃或紫色马勃的干燥子实体。夏、秋二季子实体成熟时及时采收，除去泥沙，干燥。

性味归经

辛，平。归肺经。

用法用量

内服：煎汤，2~6g；或入丸、散。外用：适量，研末调敷患处。

木蝴蝶

mù hú dié

功能主治

木蝴蝶 ┌ 清肺利咽 —— 肺热咳嗽，喉痹，音哑
　　　　└ 疏肝和胃 —— 肝胃气痛

来源采收

本品为紫葳科植物木蝴蝶的干燥成熟种子。秋、冬二季采收成熟果实，暴晒至果实开裂，取出种子，晒干。

性味归经

苦、甘，凉。归肺、肝、胃经。

用法用量

内服：煎汤，1~3g；或研末，或入丸、散。

半枝莲
bàn zhī lián

功能主治	半枝莲	清热解毒 —— 疔疮肿毒，咽喉肿痛，黄疸，蛇虫咬伤
		化瘀利尿 —— 水肿，跌扑伤痛

来源采收 本品为唇形科植物半枝莲的干燥全草。夏、秋二季茎叶茂盛时采挖，洗净，晒干。

性味归经 辛、苦，寒。归肺、肝、肾经。

用法用量 内服：煎汤，干品15~30g，鲜品30~60g。外用：适量，捣敷。

青 蒿
qīng hāo

速记歌诀

青蒿苦辛寒，归经肝和胆。
虚热骨蒸除，劳热止盗汗。
退黄解暑热，除湿利黄疸。
截疟青蒿素，诺奖摘桂冠。

功能主治　青　蒿

- 清虚热 —— 阴虚发热，夜热早凉
- 除骨蒸 —— 骨蒸劳热
- 解暑热 —— 暑邪发热
- 截疟 —— 疟疾寒热
- 退黄 —— 湿热黄疸

来源采收　本品为菊科植物黄花蒿的干燥地上部分。秋季花盛开时采割，除去老茎，阴干。

性味归经　苦、辛，寒。归肝、胆经。

用法用量　内服：煎汤，6~12g，不宜久煎；或鲜品绞汁。外用：适量，鲜品捣敷，或干品煎汤洗。

地 骨 皮
（dì gǔ pí）

速记歌诀

地骨皮甘寒，归经肺肾肝。
凉血除骨蒸，清肺降火患。
阴虚潮热解，骨蒸有盗汗。
肺热咳咯血，生津止渴烦。

功能主治

地骨皮
- 凉血除蒸 —— 阴虚潮热，骨蒸盗汗，咯血，衄血
- 清肺降火 —— 肺热咳嗽，内热消渴

来源采收

本品为茄科植物枸杞或宁夏枸杞的干燥根皮。春初或秋后采挖根部，洗净，剥取根皮，晒干。

性味归经

甘，寒。归肺、肝、肾经。

用法用量

内服：煎汤，9~15g；或入丸、散。外用：适量，研末调敷，或鲜品捣敷。

白薇

速记歌诀

白薇苦咸寒，归经胃肾肝。通淋利小便，凉血清热烦。
疗疮解温毒，阴虚邪外感。骨蒸劳热除，虚热咳肿满。
善治蛇咬伤，产后血虚安。

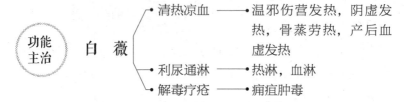

功能主治

白薇

- 清热凉血 —— 温邪伤营发热，阴虚发热，骨蒸劳热，产后血虚发热
- 利尿通淋 —— 热淋，血淋
- 解毒疗疮 —— 痈疽肿毒

来源采收　本品为萝藦科植物白薇或蔓生白薇的干燥根和根茎。春、秋二季采挖，洗净，干燥。

性味归经　苦、咸，寒。归胃、肝、肾经。

用法用量　内服：煎汤，5~10g；或入丸、散。外用：适量，研末调敷。

胡黄连

hú huáng lián

速记歌诀

胡黄连苦寒，入胃大肠肝。
虚热湿热清，解毒除热疳。
骨蒸潮热医，止痢除黄疸。
痔疮肿痛疗，小儿疳热安。

功能主治

胡黄连
- 退虚热 —— 骨蒸潮热
- 除疳热 —— 小儿疳热
- 清湿热 —— 湿热泻痢，黄疸尿赤，痔疮肿痛

来源采收

本品为玄参科植物胡黄连的干燥根茎。秋季采挖，除去须根和泥沙，晒干。

性味归经

苦，寒。归肝、胃、大肠经。

用法用量

内服：煎汤，3~10g；或入丸、散。

银柴胡

yín chái hú

功能主治

银柴胡 ⟨ 清虚热 ——→ 阴虚发热，骨蒸劳热
　　　　　除疳热 ——→ 小儿疳热

来源采收

本品为石竹科植物银柴胡的干燥根。春、夏间植株萌发或秋后茎叶枯萎时采挖；栽培品于种植后第三年9月中旬或第四年4月中旬采挖，除去残茎、须根及泥沙，晒干。

性味归经

甘，微寒。归肝、胃经。

用法用量

内服：煎汤，3~10g；或入丸、散。

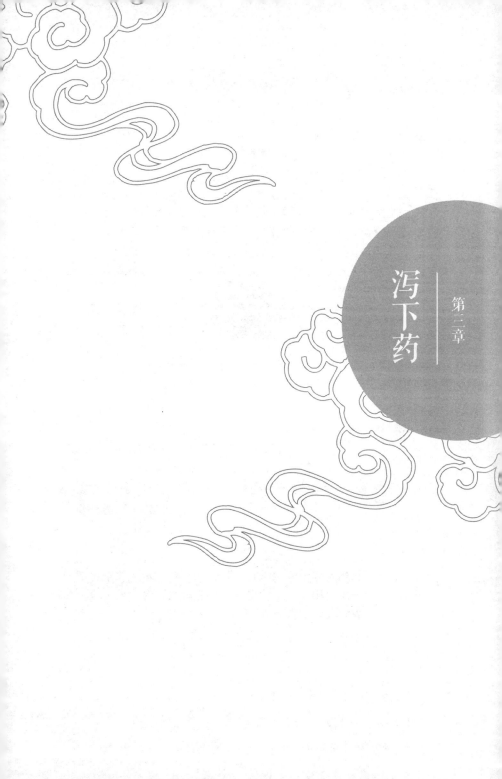

泻下药

第三章

大 黄
dài huáng

速记歌诀

大黄性苦寒，脾胃肠心肝。泻下攻热积，清热泻火患。
凉血解热毒，利湿退黄疸。逐瘀通经络，通便肠顺安。
生用泻下猛，清炒作用缓。酒蒸清头热，止血痢炒炭。
外治烧烫伤，收敛无溃烂。久煎药效减，事倍功减半。

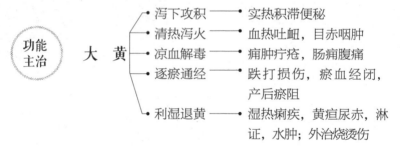

功能主治

大 黄

- 泻下攻积 —— 实热积滞便秘
- 清热泻火 —— 血热吐衄，目赤咽肿
- 凉血解毒 —— 痈肿疔疮，肠痈腹痛
- 逐瘀通经 —— 跌打损伤，瘀血经闭，产后瘀阻
- 利湿退黄 —— 湿热痢疾，黄疸尿赤，淋证，水肿；外治烧烫伤

来源采收

本品为蓼科植物掌叶大黄、唐古特大黄或药用大黄的干燥根和根茎。秋末茎叶枯萎或次春发芽前采挖，除去细根，刮去外皮，切瓣或段，绳穿成串干燥或直接干燥。

性味 归经	苦，寒。归脾、胃、大肠、肝、心包经。

用法 用量	内服：煎汤，3~15g；用于泻下不宜久煎。外用：适量，研末敷于患处。酒大黄善清上焦血分热毒，用于目赤咽肿、齿龈肿痛。熟大黄泻下力缓、泻火解毒，用于火毒疮疡。大黄炭凉血化瘀止血，用于血热有瘀出血症。

使用 注意	孕妇及月经期、哺乳期慎用。

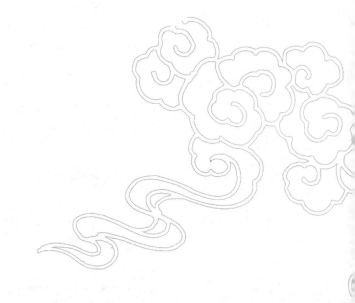

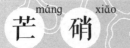

芒硝 (máng xiāo)

芒硝寒苦咸，泻下能通便。归胃大肠经，润燥可软坚。
积滞腹痛满，清火消肿炎。外敷乳痛痔，回乳药效显。
硫黄三棱畏，配伍不同煎。

功能主治	芒硝	泻热通便 —— 实热便秘，大便燥结
		润燥软坚 —— 积滞腹痛
		清火消肿 —— 肠痛肿痛，痔疮肿痛
		回乳（外）—— 外治乳痈

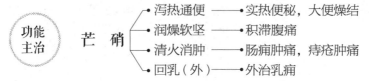

来源采收	本品为硫酸盐类矿物芒硝族芒硝，经加工精制而成的结晶体。主含含水硫酸钠（$Na_2SO_4 \cdot 10H_2O$）。
性味归经	咸、苦，寒。归胃、大肠经。
用法用量	内服：汤剂，6~12g，冲入药汁或开水溶化；或入丸、散。外用：适量，喷撒，漱口，点眼，化水坐浴。
使用注意	孕妇慎用。不宜与硫黄、三棱同用。

玄 明 粉
xuán míng fěn

速记歌诀

芒硝玄明粉，本是一家人。
风化制成霜，药用质更纯。
五官咽肿痛，外敷显效能。

功能主治

玄明粉
- 泻热通便 —— 实热便秘，大便燥结
- 润燥软坚 —— 积滞腹痛
- 清火消肿 —— 外治咽喉肿痛，口舌生疮，目赤，丹毒，牙龈肿痛，痈肿

来源采收

本品为芒硝经风化干燥制得。主含硫酸钠（Na_2SO_4）。

性味归经

咸、苦，寒。归胃、大肠经。

用法用量

内服：3～9g，溶入煎好的汤液中服用。外用：适量。

使用注意

孕妇慎用；不宜与硫黄、三棱同用。

芦荟
lú　hui

功能主治

芦荟
- 泻下通便 —— 热结便秘
- 清肝泻火 —— 惊痫抽搐
- 杀虫疗疳 —— 小儿疳积；外治癣疮

来源采收

本品为百合科植物库拉索芦荟、好望角芦荟或其他同属近缘植物叶的汁液浓缩干燥物。前者习称"老芦荟"，后者习称"新芦荟"。

性味归经

苦，寒。归肝、胃、大肠经。

用法用量

内服：2~5g，宜入丸、散，不入汤剂。外用：适量，研末干撒，或调敷患处。

使用注意

孕妇慎用。

番泻叶

fān xiè yè

速记歌诀

番泻叶苦甘，归大肠性寒。
功泻热通便，治食积胀满。
能行滞利水，疗水肿胀满。
入煎宜后下，泡服亦简单。

功能主治	番泻叶	泻热行滞 —— 热结积滞
		通便 —— 便秘腹痛
		利水 —— 水肿胀满

来源采收　本品为豆科植物狭叶番泻或尖叶番泻的干燥小叶。

性味归经　甘、苦，寒。归大肠经。

用法用量　2~6g，后下，或开水泡服。（药典收载）
内服：煎汤或开水泡服，缓下，1.5~3g；攻下，5~10g。入汤剂后下。（推荐剂量）

使用注意　妇女哺乳期、月经期及孕妇慎用。

火麻仁

huǒ má rén

| 功能主治 | 火麻仁 ——• 润肠通便 ——• 血虚津亏，肠燥便秘 |

来源采收　本品为桑科植物大麻的干燥成熟果实。秋季果实成熟时采收，除去杂质，晒干。

性味归经　甘，平。归脾、胃、大肠经。

用法用量　内服：煎汤，10~15g，生用打碎；或捣取汁煮粥，或入丸、散。外用：适量，研末、熬油或煮汁涂洗。

郁李仁
yù lǐ rén

| 功能主治 | 郁李仁 | 润肠通便 —— 津枯肠燥，食积气滞，腹胀便秘 |
| | | 下气利水 —— 水肿，脚气，小便不利 |

来源采收：本品为蔷薇科植物欧李、郁李或长柄扁桃的干燥成熟种子。夏、秋二季采收成熟果实，除去果肉和核壳，取出种子，干燥。

性味归经：辛、苦、甘，平。归脾、大肠、小肠经。

用法用量：内服：煎汤，6~10g，生用打碎；或入丸、散。

使用注意：孕妇慎用，大便不实者忌服。

甘遂
gān suì

速记歌诀

甘遂毒寒苦，逐饮肿结除。
肺肾大肠经，积水驻胸腹。
治风痰癫痫，疗痈肿疮毒。
甘草不同用，孕妇要忌服。

功能
主治

甘遂
- 泻水逐饮 —— 水肿胀满，胸腹积水，痰饮积聚，气逆咳喘，二便不利，风痰癫痫
- 消肿散结 —— 痈肿疮毒

来源采收	本品为大戟科植物甘遂的干燥块根。春季开花前或秋末茎叶枯萎后采挖，撞去外皮，晒干。
性味归经	苦，寒；有毒。归肺、肾、大肠经。
用法用量	内服：宜入丸、散，每次0.5~1.5g。本品有效成分不溶于水，醋制可减低毒性。外用：生品适量，捣敷。
使用注意	孕妇禁用；不宜与甘草同用。

巴豆
bā dòu

速记歌诀

巴豆毒性强，辛热胃大肠。
捣仁涂患处，疣痣癣恶疮。
相畏牵牛子，孕妇禁涂疡。

功能主治

巴 豆 —— 外用蚀疮 —— 恶疮疥癣，疣痣

来源采收

本品为大戟科植物巴豆的干燥成熟果实。秋季果实成熟时采收，堆置2~3天，摊开，干燥。

性味归经

辛，热；有大毒。归胃、大肠经。

用法用量

外用适量，研末涂患处，或捣烂以纱布包擦患处。

使用注意

孕妇禁用；不宜与牵牛子同用。

京大戟
jīng dà jǐ

速记歌诀

大戟毒苦寒，归经肺肾脾。逐饮能泻水，消肿散结癖。
胸腹水肿胀，痰饮有积聚。气逆生咳喘，二便有不利。
瘰疬痰核治，痈肿疮毒医。京红二大戟，来源各有异。
毒大逐饮泻，当选京大戟。毒小消肿散，善用红大戟。
甘草不同用，孕妇入药忌。

功能主治

京大戟
- 泻水逐饮 —— 水肿胀满，胸腹积水，痰饮积聚，气逆咳喘，二便不利
- 消肿散结 —— 痈肿疮毒，瘰疬痰核

来源采收
本品为大戟科植物大戟的干燥根。秋、冬二季采挖，洗净，晒干。

性味归经
苦，寒；有毒。归肺、脾、肾经。

用法用量
内服：汤剂，1.5~3g。入丸、散服，每次1g；内服醋制用。外用：适量，生用。

使用注意
孕妇禁用；不宜与甘草同用。临床上将京大戟、红大戟称为"大戟"。

商 陆
shāng lù

速记歌诀

商陆苦寒毒，肺脾肾大肠。
逐水消肿满，二便舒通畅。
外用散毒结，医治痈肿疮。
使用尤注意，孕妇不可尝。

功能主治

商　陆
- 逐水消肿 —— 水肿胀满
- 通利二便 —— 二便不通
- 解毒散结 —— 外治痈肿疮毒

来源采收

本品为商陆科植物商陆或垂序商陆的干燥根。秋季至次春采挖，除去须根和泥沙，切成块或片，晒干或阴干。

性味归经

苦，寒；有毒。归肺、脾、肾、大肠经。

用法用量

内服，煎汤，3~9g。外用：适量，煎汤熏洗。

使用注意

孕妇禁用。

牵牛子
qiān niú zǐ

牵牛苦寒毒，经肺肾大肠。
攻积杀小虫，逐水消肿胀。
便秘腹痛除，利尿安尔康。
孕妇不可服，相畏巴豆霜。

功能主治

牵牛子
- 泻水通便 —— 水肿胀满，二便不通
- 消痰涤饮 —— 痰饮积聚，气逆喘咳
- 杀虫攻积 —— 虫积腹痛

来源采收

本品为旋花科植物裂叶牵牛或圆叶牵牛的干燥成熟种子。秋末果实成熟、果壳未开裂时采割植株，晒干，打下种子，除去杂质。

性味归经

苦、寒；有毒。归肺、肾、大肠经。

用法用量

内服：汤剂，3~6g，打碎；入丸、散服，每次1.5~3g。

使用注意

孕妇禁用；不宜与巴豆、巴豆霜同用。

芫 花
yuán huā

速记歌诀

芫花辛温苦，肺脾肾有毒。
消肿祛痰饮，气逆咳喘除。
疗疮杀虫蛊，外治疥癣秃。
甘草不同用，孕妇需忌服。

功能主治

芫花
- 泻水逐饮 —— 水肿胀满，胸腹积水，痰饮积聚，气逆咳喘，二便不利
- 杀虫疗疮 —— 外治疥癣秃疮，冻疮

来源采收

本品为瑞香科植物芫花的干燥花蕾。春季花未开放时采收，除去杂质，干燥。

性味归经

苦、辛，温；有毒。归肺、脾、肾经。

用法用量

内服：汤剂，1.5~3g。醋芫花研末吞服，每次0.6~0.9g，每日1次。外用适量。

使用注意

孕妇禁用；不宜与甘草同用。

千金子

速记歌诀

辛温千金子，入肝肾大肠。
峻下破血癥，逐水除滞胀。
治癥瘕经闭，疗癣疣蛇伤。
有毒孕妇禁，使用勿过量。

功能主治

千金子
- 泻下逐水 —— 二便不通，水肿，痰饮
- 破血消癥 —— 积滞胀满，血瘀经闭
- 疗癣蚀疣 —— 外治顽癣，疣赘

来源采收

本品为大戟科植物续随子的干燥成熟种子。夏、秋二季果实成熟时采收，除去杂质，干燥。

性味归经

辛，温；有毒。归肝、肾、大肠经。

用法用量

内服：制霜后入丸、散，0.5~1g，或装胶囊；1~2g，去壳，去油用多入丸、散服。外用：适量，捣烂敷患处。

使用注意

孕妇禁用，以免中毒。

祛风湿药

第四章

独 活
dú huó

速记歌诀

独活微温苦，止痛湿痹舒。
辛入膀胱肾，表证夹湿除。
善治腰膝疼，湿痹在两足。
皮肤有湿痒，解表疗肌肤。

功能主治	独 活	祛风除湿 ── 风寒湿痹，风寒夹湿头痛
		通痹止痛 ── 腰膝疼痛，少阴伏风头痛

来源采收　本品为伞形科植物重齿毛当归的干燥根。春初苗刚发芽或秋末茎叶枯萎时采挖。

性味归经　辛、苦，微温。归肾、膀胱经。

用法用量　内服：煎汤，3~10g；或入丸、散、浸酒。

威 灵 仙
wēi líng xiān

功能主治　威灵仙
- 祛风湿 —— 风湿痹痛
- 通经络 —— 肢体麻木，筋脉拘挛，屈伸不利
- 消骨鲠 —— 诸骨鲠喉

来源采收　本品为毛茛科植物威灵仙、棉团铁线莲或东北铁线莲的干燥根和根茎。秋季采挖，除去泥沙，晒干。

性味归经　辛、咸，温。归膀胱经。

用法用量　内服：煎汤，6~10g，治骨鲠用30g；或入丸、散。外用：适量，捣敷。

防己 fáng jǐ

功能主治

防　己 —— 祛风止痛 —— 风湿痹痛
　　　　 利水消肿 —— 水肿脚气，小便不利，
　　　　　　　　　　　湿疹疮毒

来源采收

本品为防己科植物粉防己的干燥根。秋季采挖，洗净，除去粗皮，切段，干燥。

性味归经

苦，寒。归膀胱、肺经。

用法用量

内服：煎汤，5~10g；或入丸、散。

鉴别用药

汉防己长于利水消肿，治水肿尿少宜用；木防己长于祛风止痛，治风湿痹痛宜用。马兜铃科的汉中防己与广防己，因含马兜铃酸，能损害肾功能，故内服宜慎，不能过量或久服，肾病患者忌服。

秦艽 qín jiāo

速记歌诀

速记歌诀

秦艽辛苦平，归胃肝胆经。
清热祛风湿，活血能舒筋。
通利大小便，湿热黄疸清。
骨蒸潮热除，表邪一扫尽。

功能主治

秦艽

- 祛风湿 —— 风湿痹痛，中风半身不遂
- 清湿热 —— 湿热黄疸
- 止痹痛 —— 骨节酸痛，筋脉拘挛
- 退虚热 —— 骨蒸潮热，小儿疳积发热

来源采收

本品为龙胆科植物秦艽、麻花秦艽、粗茎秦艽或小秦艽的干燥根。春、秋二季采挖，除去泥沙；秦艽和麻花艽晒软，堆置"发汗"至表面呈红黄色或灰黄色时，摊开晒干，或不经"发汗"直接晒干；小秦艽趁鲜时搓去黑皮，晒干。

性味归经

辛、苦，平。归胃、肝、胆经。

用法用量

内服：煎汤，3~10g；或入丸、散。外用：适量，研末敷。

徐长卿
xú cháng qīng

速记歌诀

辛温徐长卿，入走肝胃经。
祛风止疼痛，活血能舒筋。
止痒解蛇毒，入药根根茎。

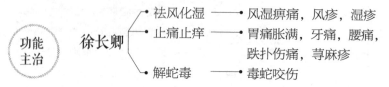

功能主治

徐长卿
- 祛风化湿 —— 风湿痹痛，风疹，湿疹
- 止痛止痒 —— 胃痛胀满，牙痛，腰痛，跌扑伤痛，荨麻疹
- 解蛇毒 —— 毒蛇咬伤

来源采收

本品为萝藦科植物徐长卿的干燥根和根茎。秋季采挖，除去杂质，阴干。

性味归经

辛，温。归肝、胃经。

用法用量

内服：煎汤，3~12g，后下；散剂，1.5~3g；或浸酒。外用：适量，研末敷，或煎汤熏洗。

木瓜 ^{mù} ^{guā}

速记歌诀

木瓜性酸温，入走肝和脾。
舒筋强腰膝，湿痹拘挛医。
化湿能和中，吐泻转筋疾。

功能主治

木瓜

- 舒筋活络 —— 湿痹拘挛，腰膝关节酸重疼痛，转筋挛痛
- 和胃化湿 —— 暑湿吐泻，脚气水肿

来源采收

本品为蔷薇科植物贴梗海棠的干燥近成熟果实。夏、秋二季果实绿黄时采收，置沸水中烫至外皮灰白色，对半纵剖，晒干。

性味归经

酸，温。归肝、脾经。

用法用量

内服：煎汤，6~9g；或入丸、散、浸酒。外用：适量，煎汤熏洗。

桑寄生 sāng jì shēng

寄生苦甘平，入走肝肾经。
祛风治痹痛，补肝肾强筋。
腰膝酸软医，止漏安胎灵。

功能主治

桑寄生
- 祛风湿 —— 风湿痹痛
- 补肝肾 —— 腰膝酸软，头晕目眩
- 强筋骨 —— 筋骨无力
- 安胎元 —— 崩漏经多，妊娠漏血，胎动不安

来源采收

本品为桑寄生科植物桑寄生的干燥带叶茎枝。冬季至次春采割，除去粗茎，切段，干燥，或蒸后干燥。

性味归经

苦、甘，平。归肝、肾经。

用法用量

内服：煎汤，9~15g；或入丸、散，或浸酒。

五加皮 wǔ jiā pí

速记歌诀

五加辛温苦，祛风强筋骨。
归经肝与肾，利水肝肾补。
风湿有痹痛，四肢拘挛除

功能主治

五加皮
- 祛风除湿——风湿痹病
- 补益肝肾——体虚乏力
- 强筋壮骨——小儿行迟，筋骨痿软
- 利水消肿——水肿，脚气

来源采收

本品为五加科植物细柱五加的干燥根皮。夏、秋二季采挖根部，洗净，剥取根皮，晒干。

性味归经

辛、苦，温。归肝、肾经。

用法用量

内服：煎汤，5～10g；或入丸、散、浸酒。

香加皮

xiāng jiā pí

速记歌诀

香加皮有毒，性味辛温苦。
归经肝肾心，祛风强筋骨。
利水消肿胀，功效尤可殊。

功能主治

香加皮
- 利水消肿 —— 下肢浮肿
- 祛风湿 —— 风寒湿痹
- 强筋骨 —— 腰膝酸软，心悸气短

来源采收

本品为萝藦科植物杠柳的干燥根皮。春、秋二季采挖，剥取根皮，晒干。

性味归经

辛、苦，温；有毒。归肝、肾、心经。

用法用量

内服：煎汤，3~6g；或浸酒、入丸、散。外用：适量，煎汤洗浴。

使用注意

不宜过量服用。

鉴别用药

五加皮、香加皮二者名字虽然接近，但却是不同的品种。虽然都能够祛风湿，强筋骨利水，但五加皮又称南五加皮，无毒，补肝肾，强筋骨，祛风湿，效果明显。而香加皮又称北五加皮，有毒，还可强心利尿，更偏重于利水消肿，所以治疗皮水，皮肤肌表水湿泛溢浮肿，往往少不了它。关于五加皮、香加皮功用，诗曰：

五加南北各有别，南北均祛风湿邪。

南加壮骨寿三百，北加虽毒医衰竭。

祖传手艺郅中和，公主佳婢酒一绝。

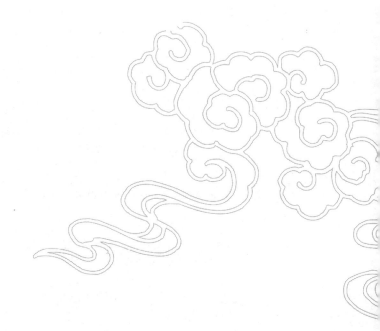

蕲 蛇
qí shé

功能主治

蕲 蛇
- 祛风 —— 风湿顽痹，破伤风，麻风
- 通络 —— 麻木拘挛，半身不遂
- 止痉 —— 中风口眼㖞斜，抽搐痉挛，疥癣

来源采收

本品为蝰科动物五步蛇的干燥体。多于夏、秋二季捕捉，剖开蛇腹，除去内脏，洗净，用竹片撑开腹部，盘成圆盘状，干燥后拆除竹片。

性味归经

甘、咸，温；有毒。归肝经。

用法用量

内服：煎汤，3~9g；研末吞服，一次1~1.5g，一日2~3次。亦可泡酒服。

乌　梢　蛇
wū　shāo　shé

功能主治

乌梢蛇
- 祛风 —— 风湿顽痹，破伤风，麻风
- 通络 —— 半身不遂，麻木拘挛
- 止痉 —— 中风口眼㖞斜，抽搐痉挛，疥癣

来源采收

本品为游蛇科动物乌梢蛇的干燥体。多于夏、秋二季捕捉，剖开腹部或先剥皮留头尾，除去内脏，盘成圆盘状，干燥。

性味归经

甘，平。归肝经。

用法用量

内服：煎汤，6~12g；研末，每次2~3g；或泡酒。

豨 莶 草
xī xiān cǎo

功能主治

豨莶草
- 祛风湿 —— 风湿痹痛
- 利关节 —— 筋骨无力，腰膝酸软，四肢麻痹，半身不遂
- 解毒 —— 风疹湿疮

来源采收：本品为菊科植物豨莶、腺梗豨莶或毛梗豨莶的干燥地上部分。夏、秋二季花开前和花期均可采割，除去杂质，晒干。

性味归经：辛、苦，寒。归肝、肾经。

用法用量：内服：煎汤，9~12g；或入丸、散。外用：适量，捣敷。治风寒湿痹宜制用；治热痹、痛肿、湿疹宜生用。

络 石 藤
luò shì téng

| 功能主治 | 络石藤 | 祛风通络 —— 风湿热痹，筋脉拘挛，腰膝酸痛 |
| | | 凉血消肿 —— 喉痹，痈肿，跌扑损伤 |

来源采收　本品为夹竹桃科植物络石的干燥带叶藤茎。冬季至次春采割，除去杂质，晒干。

性味归经　苦，微寒。归心、肝、肾经。

用法用量　内服：煎汤，6~12g；或入丸、散、浸酒。外用：适量，捣敷，或绞汁涂。

桑枝
sāng zhī

桑枝微苦平，归经主入肝。
通络利关节，肢寒湿痹安。
水肿脚气肿，利水消肿满。

功能主治	桑枝	祛风湿 —— 风湿痹病
		利关节 —— 肩臂、关节酸痛麻木

来源采收　本品为桑科植物桑的干燥嫩枝。春末夏初采收，去叶，晒干，或趁鲜切片，晒干。

性味归经　微苦，平。归肝经。

用法用量　内服：煎汤，9~15g；或入丸、散。外用：适量，煎汤熏洗。

海风藤

hǎi fēng téng

功能主治	海风藤	· 祛风湿 —— 风寒湿痹
		· 通经络 —— 筋脉拘挛，屈伸不利
		· 止痹痛 —— 肢节疼痛

来源采收　本品为胡椒科植物风藤的干燥藤茎。夏、秋二季采割，除去根、叶，晒干。

性味归经　辛、苦，微温。归肝经。

用法用量　内服：煎汤，6~12g；入丸、散，或浸酒。外用：适量，煎汤熏洗。

川 乌
chuān wǔ

速记歌诀

川乌有大毒，性味辛热苦。心肝肾脾经，祛风湿痹除。
温经止寒痛，心腹疝痛无。外用可麻醉，疗伤能刮骨。
半蒌贝蔹及，诸药齐攻乌。

功能主治

川 乌 ┌ 祛风除湿 —— 风寒湿痹，关节疼痛
　　　└ 温经止痛 —— 心腹冷痛，寒疝作痛，
　　　　　　　　　　　麻醉止痛

来源采收

本品为毛茛科植物乌头的干燥母根。6月下旬至8月上旬采挖，除去子根、须根及泥沙，晒干。

性味归经

辛、苦，热；有大毒。归心、肝、肾、脾经。

用法用量

一般炮制后用。内服：煎汤，1.5～3g；或入丸、散。入汤剂应先煎30～60分钟，以减低毒性。

使用注意

生品内服宜慎；孕妇禁用；不宜与半夏、瓜蒌、瓜蒌子、瓜蒌皮、天花粉、川贝母、浙贝母、平贝母、伊贝母、湖北贝母、白蔹、白及同用。

雷公藤
léi gōng téng

功能主治

雷公藤
- 祛风除湿 —— 风湿顽痹，湿疹
- 活血通络 —— 麻风
- 消肿止痛 —— 拘挛疼痛
- 杀虫解毒 —— 腰带疮，疔疮肿毒，疥癣

来源采收
本品为卫矛科植物雷公藤干燥的木质部。也有用带皮干燥根者。

性味归经
苦、辛，寒。有大毒。归心、肝经。

用法用量
内服：煎汤，10~25g（带根皮者减量），文火煎1~2小时；制粉或胶囊，每次0.5~1.5g。外用：适量，鲜品捣敷；或制成酊剂及软膏用。

使用注意
本品毒剧，内服宜慎；孕妇禁用。带皮者剧毒，用时宜去皮。外敷不可超过半小时，否则起疱。

千年健

qiān nián jiàn

功能主治

千年健
- 祛风湿 —— 风寒湿痹，腰膝冷痛
- 壮筋骨 —— 拘挛麻木，筋骨痿软

来源采收

本品为天南星科植物千年健的干燥根茎。春、秋二季采挖，洗净，除去外皮，晒干。

性味归经

苦、辛，温。归肝、肾经。

用法用量

内服：煎汤，5~10g；或酒浸、入丸、散。外用：适量，研末敷。

臭梧桐

速记歌诀

枝叶臭梧桐，入肝辛苦凉。
祛风通经络，尤把血压降。
治半身不遂，外洗疗瘙痒。

功能主治	臭梧桐	祛风湿 —— 风湿痹痛，湿疹瘙痒（外）
		通经络 —— 肢体麻木，半身不遂
		降血压 —— 高血压

来源采收　本品为马鞭科植物海州常山的干燥嫩枝及叶。春秋采根及茎，开花前采叶，晒干。

性味归经　辛、苦，凉。归肝经。

用法用量　内服：煎汤，5~15g，用于高血压病不宜久煎。外用：适量，煎汤熏洗。

青风藤 qīng fēng téng

青风藤青风，入肝脾轻松。
祛风湿痹痛，关节经络通。
利小便水肿，瘙痒熏洗用。

功能主治

青风藤
- 祛风湿 —— 风湿痹痛
- 通经络 —— 关节肿胀，麻痹瘙痒
- 利小便

来源采收

本品为防己科植物青藤和毛青藤的干燥藤茎。秋末冬初采割，扎把或切长段，晒干。

性味归经

苦、辛，平。归肝、脾经。

用法用量

内服：煎汤，6~12g；入丸、散，浸酒。外用：适量，煎汤熏洗。

丝瓜络

_{sī guā luò}

功能主治

丝瓜络
- 祛风 —— 痹痛拘挛
- 通络 —— 乳痈肿痛
- 活血 —— 胸胁胀痛
- 下乳 —— 乳汁不通

来源采收　本品为葫芦科植物丝瓜的干燥成果实的维管束。夏、秋二季果实成熟、果皮变黄、内部干枯时采摘，除去外皮和果肉，洗净，晒干，除去种子。

性味归经　甘，平。归肺、胃、肝经。

用法用量　内服：煎汤，5~12g；大剂量可用至60g。外用：适量，煅后研末调敷。

伸筋草
shēn jīn cǎo

速记歌诀

伸筋草微苦，温肝脾肾经。
祛风通活络，辛除湿舒筋。
治跌打损伤，疗关节不灵。

功能主治

伸筋草
- 除湿
- 舒筋活络 —— 关节酸痛，屈伸不利

来源采收

本品为石松科植物石松的干燥全草。夏、秋二季茎叶茂盛时采收，除去杂质，晒干。

性味归经

微苦、辛，温。归肝、脾、肾经。

用法用量

内服：煎汤，3~12g；或入丸、散、浸酒。外用：适量，研末敷。

鹿衔草
lù xián cǎo

速记歌诀

鹿衔草苦温，味甘归肝肾。
祛风强筋骨，止血止咳能。
肾虚腰膝软，肺虚久咳困。
止白带崩漏，疗诸出血证。

功能主治

鹿衔草
- 祛风湿 —— 风湿痹痛
- 强筋骨 —— 肾虚腰痛，腰膝无力
- 止血 —— 月经过多
- 止咳 —— 久咳劳嗽

来源采收

本品为鹿蹄草科植物鹿蹄草或普通鹿蹄草的干燥全草。全年均可采挖，除去杂质，晒至叶片较软时，堆置至叶片变紫褐色，晒干。

性味归经

甘、苦，温。归肝、肾经。

用法用量

内服：煎汤，9~15g；或入丸、散。外用：适量，研末敷，或鲜品捣敷。

路路通
lù lù tōng

速记歌诀

平苦路路通，活络能祛风。
入走肝与肾，利水可消肿。
通经下乳汁，乳房不胀痛。
风疹有瘙痒，药到肤轻松。

功能主治

路路通
- 祛风活络 —— 关节痹痛，麻木拘挛
- 利水 —— 水肿胀满
- 通经 —— 乳少，经闭

来源采收

本品为金缕梅科植物枫香树的干燥成熟果序。冬季果实成熟后采收，除去杂质，干燥。

性味归经

苦，平。归肝、肾经。

用法用量

内服：煎汤，5~10g；或入丸、散。外用：适量，研末撒。也可烧烟嗅气。

穿山龙

速记歌诀

甘苦穿山龙，除湿能祛风。
温经肝肾肺，活络治伤痛。
化痰止咳喘，调经疗疮肿。

功能主治	穿山龙	祛风除湿 —— 风湿痹病
		舒筋通络 —— 关节肿胀，疼痛麻木
		活血止痛 —— 跌扑损伤，闪腰岔气
		止咳平喘 —— 咳嗽气喘

来源采收	本品为薯蓣科植物穿龙薯蓣的干燥根茎。春、秋二季采挖，洗净，除去须根和外皮，晒干。
性味归经	甘、苦，温。归肝、肾、肺经。
用法用量	内服：煎汤，9~15g，鲜品30~45g；或入丸、散、浸酒。外用：适量，熬膏涂敷，煎汤熏洗，鲜品捣敷。
使用注意	粉碎加工时，注意防护，以免发生过敏反应。

第四章　祛风湿药　/131

芳香化湿药

第五章

苍术

cāng zhú

速记歌诀

苍术温辛苦，燥湿健脾舒。
入走脾胃肝，祛风寒明目。
发汗消郁积，表证夹湿除。
湿阻中焦证，痰饮水肿无。

功能主治	苍术	燥湿健脾 ——	湿阻中焦，脘腹胀满，泄泻，水肿，脚气痿躄
		祛风散寒 ——	风湿痹痛，风寒感冒
		明目 ——	夜盲，眼目昏涩

来源采收　本品为菊科植物茅苍术或北苍术的干燥根茎。春、秋二季采挖，除去泥沙，晒干，撞去须根。

性味归经　辛、苦，温。归脾、胃、肝经。

用法用量　内服：煎汤，3~9g；或入丸、散。外用：适量，烧烟熏。炒用燥性减缓。

厚朴
hòu pò

速记歌诀

厚朴苦辛温，脾胃肺大肠。
燥湿平咳喘，消积行气畅。
胃寒腹痛呕，整肠止泻良。
消痰咳喘缓，食积便秘胀。

功能主治

厚　朴 〈

- 燥湿消痰 —— 湿滞伤中，痰饮喘咳
- 下气除满 —— 脘痞吐泻，食积气滞，腹胀便秘

来源采收

本品为木兰科植物厚朴或凹叶厚朴的干燥干皮、根皮及枝皮。4~6月剥取，根皮和枝皮直接阴干；干皮置沸水中微煮后，堆置阴湿处，"发汗"至内表面变紫褐色或棕褐色时，蒸软，取出，卷成筒状，干燥。

性味归经

苦、辛，温。归脾、胃、肺、大肠经。

用法用量

内服：煎汤，3~10g；或入丸、散。

广藿香

guǎng huò xiāng

藿香辛微温，芳香能化湿。
归经脾胃肺，和中呕吐止。
暑湿表证解，寒湿闭暑治。
入药不久煎，当心芳香失。

功能主治

广藿香
- 芳香化浊 —— 湿浊中阻，湿温初起
- 和中止呕 —— 脘痞呕吐，胸闷不舒，腹痛吐泻
- 发表解暑 —— 暑湿表证，发热倦怠，寒湿闭暑，鼻渊头痛

来源采收

本品为唇形科植物广藿香的干燥地上部分。枝叶茂盛时采割，日晒夜闷，反复至干。

性味归经

辛，微温。归脾、胃、肺经。

用法用量

内服：煎汤，3~10g，鲜品加倍，不宜久煎；或入丸、散，或泡茶饮。

砂仁 shā rén

功能主治

砂仁
- 化湿开胃 —— 湿浊中阻，脘痞不饥
- 温脾止泻 —— 脾胃虚寒，呕吐泄泻
- 理气安胎 —— 妊娠恶阻，胎动不安

来源采收

本品为姜科植物阳春砂、绿壳砂或海南砂的干燥成熟果实。夏、秋二季果实成熟时采收，晒干或低温干燥。

性味归经

辛，温。归脾、胃、肾经。

用法用量

内服：煎汤，3~6g，打碎后下；或入丸、散。

白豆蔻

bái dòu kòu

速记歌诀

豆蔻肺胃脾，辛温化湿气。
温中止呕逆，开胃消食积。

功能主治

白豆蔻
- 化湿行气 —— 湿浊中阻，不思饮食
- 温中止呕 —— 湿温初起，寒湿呕逆
- 开胃消食 —— 胸腹胀痛，食积不消，胸闷不饥

来源采收

本品为姜科植物白豆蔻或爪哇白豆蔻的干燥成熟果实。按产地不同分为"原豆蔻"和"印尼白蔻"。10~12月间，果实由绿色转为黄绿色时采收，干燥后除去顶端的花萼及基部的果柄，晒干。

性味归经

辛，温。归肺、脾、胃经。

用法用量

内服：煎汤，3~6g，打碎后下；或入丸、散。

佩兰 pèi lán

速记歌诀

佩兰肺胃脾，芳香化湿气。
平辛解暑热，开胃醒脾喜。
湿阻中焦证，脘痞呕恶医。
暑湿湿温除，口中消甜腻。

功能主治

佩兰
- 芳香化湿 —— 湿浊中阻，口臭，多涎
- 醒脾开胃 —— 脘痞呕恶，口中甜腻
- 发表解暑 —— 暑湿表证，湿温初起，发热倦怠，胸闷不舒

来源采收

本品为菊科植物佩兰的干燥地上部分。夏、秋二季分两次采割，除去杂质，晒干。

性味归经

辛，平。归脾、胃、肺经。

用法用量

内服：煎汤，3~10g，鲜品加倍；或入丸、散。外用：适量，装香囊佩戴。

草豆蔻

速记歌诀

草蔻归胃脾，燥湿能行气。
辛温味芳香，温中止呕逆。
寒湿内有阻，开胃消郁积。
脘腹胀冷痛，蔻治脾胃虚。

功能主治

草豆蔻 ──┬─ 燥湿行气 ── 寒湿内阻
　　　　 └─ 温中止呕 ── 脘腹胀满冷痛，嗳气呕逆，不思饮食

来源采收

本品为姜科植物草豆蔻的干燥近成熟种子。夏、秋二季采收，晒至九成干，或用水略烫，晒至半干，除去果皮，取出种子团，晒干。

性味归经

辛，温。归脾、胃经。

用法用量

内服：煎汤，3~6g，打碎后下；或入丸、散。

草果 cǎo guǒ

功能主治

草果 ┌ 燥湿温中 —— 寒湿内阻，脘腹胀痛
　　 └ 截疟除痰 —— 痞满呕吐，疟疾寒热，
　　　　　　　　　　瘟疫发热

来源采收

本品为姜科植物草果的干燥成熟果实。秋季果实成熟时采收，除去杂质，晒干或低温干燥。

性味归经

辛，温。归脾、胃经。

用法用量

内服：煎汤，3~6g，打碎后下；或入丸、散。

利水渗湿药

第六章

茯苓
fú líng

速记歌诀

茯苓甘平淡，渗湿健脾安。
心肺脾肾经，利水消肿满。
脾虚便溏泄，痰饮停滞患。
心悸夜难眠，安神除热烦。

功能主治

茯苓
- 利水渗湿 —— 水肿尿少，痰饮眩悸
- 健脾 —— 脾虚食少，便溏泄泻
- 宁心 —— 心神不安，惊悸失眠

来源采收　本品为多孔菌科真菌茯苓的干燥菌核。多于7~9月采挖，挖出后除去泥沙，堆置"发汗"后，摊开晾至表面干燥，再"发汗"，反复数次至现皱纹、内部水分大部散失后，阴干，称为"茯苓个"；或将鲜茯苓按不同部位切制，阴干"茯苓块"和"茯苓片"。

性味归经　甘、淡，平。归心、肺、脾、肾经。

用法用量　内服：煎汤，10~15g；或入丸、散。

薏苡仁
yì yǐ rén

速记歌诀

薏仁甘淡凉，利水渗湿强。入走脾胃肺，清热排脓良。
健脾止泄泻，除痹筋脉畅。利水通小便，脚气不肿胀。
生用利湿热，炒用补脾肠。作羹煮粥饭，孕妇不可尝。

功能主治	薏苡仁	利水渗湿———	水肿，脚气，小便不利
		健脾止泻———	脾虚泄泻
		除痹排脓———	湿痹拘挛，肺痈，肠痈
		解毒散结———	赘疣，癌肿

来源采收　本品为禾本科植物薏仁的干燥成熟种仁。秋季果实成熟时采割植株，晒干，打下果实，收集种仁。

性味归经　甘、淡，凉。归脾、胃、肺经。

用法用量　内服：煎汤，9~30g；亦可作羹、煮粥饭食，或入丸、散。清利湿热、除痹排脓宜生用，健脾止泻宜炒用。

使用注意　孕妇慎用。

泽泻 zé xiè

泽泻甘淡寒，归经肾膀胱。
利水通小便，泄热渗湿强。
痰饮眩晕医，化浊血脂降。
泄泻淋沥痛，止带通淋良。

功能主治　泽泻

- 利水渗湿 —— 小便不利，水肿胀满
- 泄热 —— 泄泻尿少
- 化浊降脂 —— 痰饮眩晕，热淋涩痛，高脂血症

来源采收　本品为泽泻科植物泽泻的干燥块茎。冬季茎叶开始枯萎时采挖，洗净，干燥，除去须根和粗皮。

性味归经　甘、淡，寒。归肾、膀胱经。

用法用量　内服：煎汤，6~10g；或入丸、散。

车 前 子
chē qián zǐ

功能主治

车前子
- 清热 —— 热淋涩痛
- 利尿通淋 —— 水肿胀满
- 渗湿止泻 —— 暑湿泄泻
- 明目 —— 目赤肿痛
- 祛痰 —— 痰热咳嗽

来源采收

本品为车前科植物车前或平车前的干燥成熟种子。夏、秋二季种子成熟时采收果穗，晒干，搓出种子，除去杂质。

性味归经

甘，寒。归肝、肾、肺、小肠经。

用法用量

内服：煎汤，9~15g，布包；或入丸、散。

车 前 草
chē qián cǎo

功能主治

车前草
- 清热利尿 —— 热淋涩痛，水肿尿少，暑湿泄泻
- 祛痰 —— 痰热咳嗽
- 凉血 —— 吐血衄血
- 解毒 —— 痈肿疮毒

来源采收

本品为车前科植物车前或平车前的干燥全草。夏季采挖，除去泥沙，晒干。

性味归经

甘，寒。归肝、肾、肺、小肠经。

用法用量

内服：煎汤，9~30g。

滑 石

huá *shí*

功能主治

滑 石
- 利尿通淋 —— 用于热淋，石淋
- 清热解暑 —— 尿热涩痛，暑湿烦渴，湿热水泻
- 祛湿敛疮 —— 外治湿疹，湿疮，痱子

来源采收

本品为硅酸盐类矿物滑石族滑石，主含含水硅酸镁〔$Mg_3(Si_4O_{10})(OH)_2$〕。采挖后，除去泥沙和杂石。

性味归经

甘、淡，寒。归膀胱、肺、胃经。

用法用量

内服：煎汤，10~20g，块状者宜打碎先煎，细粉者宜布包；或入丸、散。外用：适量，研细粉外敷。

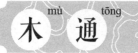

速记歌诀

木通苦寒凉，小肠心膀胱。通淋利小便，清心除烦狂。
通经乳汁通，泄热利小肠。水肿脚气肿，湿热痹痛胀。
心火在上炎，口舌有生疮。心火往下移，心烦尿赤黄。

功能
主治

木 通
- 利尿通淋 —— 用于淋证，水肿
- 清心除烦 —— 心烦尿赤，口舌生疮
- 通经下乳 —— 经闭乳少，湿热痹痛

来源
采收

本品为木通科植物木通、三叶木通或白木通的干燥藤茎。秋季采收，截取茎部，除去细枝，阴干。

性味
归经

苦，寒。归心、小肠、膀胱经。

用法
用量

内服：煎汤，3~6g；或入丸、散。

金钱草

jīn qián cǎo

速记歌诀

金钱草甘咸，通淋利小便。
寒肾肝胆膀，除湿利疸黄。
热淋石淋扰，除石肾胆爽。
治热毒疮肿，疗毒蛇咬伤。

功能主治

金钱草
- 利湿退黄 —— 湿热黄疸，胆胀胁痛
- 利尿通淋 —— 石淋，热淋，小便涩痛
- 解毒消肿 —— 痈肿疔疮，蛇虫咬伤

来源采收

本品为报春花科植物过路黄的干燥全草。夏、秋二季采收，除去杂质，晒干。

性味归经

甘、咸，微寒。归肝、胆、肾、膀胱经。

用法用量

内服：煎汤，15~60g，鲜品加倍；或入丸、散。外用：适量，捣敷。治热毒痈疮或毒蛇咬伤，可取鲜品捣汁服，以渣外敷。

茵 陈

速记歌诀

茵陈苦辛寒，归脾胃胆肝。
春采嫩蒿晒，气香质柔软。
利尿除湿热，利胆退黄疸。
湿疮瘙痒困，煎汤熏洗安。

功能主治	茵　陈	清利湿热 —— 湿温暑湿，湿疮瘙痒
		利胆退黄 —— 黄疸尿少

来源采收　本品为菊科植物滨蒿或茵陈蒿的干燥地上部分。春季幼苗高6~10cm时采收或秋季花蕾长成至花初开时采割，除去杂质和老茎，晒干。春季采收的习称"绵茵陈"，秋季采割的称"花茵陈"。

性味归经　苦、辛，微寒。归脾、胃、肝、胆经。

用法用量　内服：煎汤，6~15g；或入丸、散。外用：适量，煎汤熏洗。

猪苓
zhū líng

速记歌诀

猪苓甘淡平，归肾膀胱经。
利水渗湿功，效用胜茯苓。
治水肿泄泻，疗带下浊淋。

功能主治　猪　苓——•利水渗湿——•小便不利，水肿，泄泻，淋浊，带下

来源采收　本品为多孔菌科真菌猪苓的干燥菌核。春、秋二季采挖，除去泥沙，干燥。

性味归经　甘、淡，平。归肾、膀胱经。

用法用量　内服：煎汤，6~12g；或入丸、散。

通草

速记歌诀

通草味甘淡，肺胃性微寒。
清热利小便，通气乳不断。
湿热淋病除，水肿尿少患。

| 功能主治 | 通 草 | 清热利尿 —— 湿热淋证，水肿尿少 |
| | | 通气下乳 —— 乳汁不下 |

来源采收　本品为五加科植物通脱木的干燥茎髓。秋季割取茎，截成段，趁鲜取出髓部，理直，晒干。

性味归经　甘、淡，微寒。归肺、胃经。

用法用量　内服：煎汤，3~5g；或入丸、散。

萆薢
bì xiè

速记歌诀

萆薢性苦平，肝胃膀胱经。
功利湿去浊，治白浊膏淋。
祛风除痹痛，湿盛带下清。

功能主治

萆薢 — 利湿去浊 —— 膏淋，白浊
　　 — 祛风除痹 —— 湿盛带下，风湿痹痛

来源采收　本品为薯蓣科植物粉背薯蓣、绵萆薢或福州薯蓣的干燥根茎。前者习称粉萆薢，后两种习称绵萆薢。秋、冬二季采挖，除去须根，洗净，切片，晒干。

性味归经　苦，平。归肝、胃、膀胱经。

用法用量　内服：煎汤，9~15g；或入丸、散。

附注　《中国药典》将"粉萆薢"和"绵萆薢"分别予以收载。

石 韦 shí wéi

速记歌诀

石韦味甘苦，微寒归肺膀。
通淋利小便，诸淋癃闭畅。
止咳清肺热，喘咳损劳伤。
血热崩漏症，凉血止血良。

功能主治

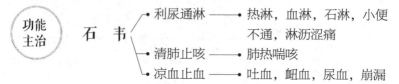

石 韦
- 利尿通淋 —— 热淋，血淋，石淋，小便不通，淋沥涩痛
- 清肺止咳 —— 肺热喘咳
- 凉血止血 —— 吐血，衄血，尿血，崩漏

来源采收

本品为水龙骨科植物庐山石韦、石韦或有柄石韦的干燥叶。全年均可采收，除去根茎和根，晒干或阴干。

性味归经

甘、苦，微寒。归肺、膀胱经。

用法用量

内服：煎汤，6~12g；或入丸、散。外用：适量，研末涂敷。

海金沙
hǎi jīn shā

功能主治

海金沙
- 清利湿热 —— 尿道涩痛
- 通淋止痛 —— 热淋，石淋，血淋，膏淋

来源采收

本品为海金沙科植物海金沙的干燥成熟孢子。秋季孢子未脱落时采割藤叶，晒干，搓揉或打下孢子，除去藤叶。

性味归经

甘、咸，寒。归膀胱、小肠经。

用法用量

内服：煎汤，6~15g，布包；或研末，每次2~3g。

瞿麦
qú mài

速记歌诀

瞿麦苦寒性，入走小肠心。
通淋利小便，活血可通经。
血淋水肿除，经闭瘀血清。
妊娠有禁忌，使用谨慎行。

功能主治

瞿麦
- 利尿通淋 —— 热淋，血淋，石淋，小便不通，淋沥涩痛
- 活血通经 —— 经闭瘀阻

来源采收

本品为石竹科植物瞿麦或石竹的干燥地上部分。夏、秋二季花果期采割，除去杂质，干燥。

性味归经

苦，寒。归心、小肠经。

用法用量

内服：煎汤，9~15g；或入丸、散。外用：适量，煎汤洗或研末敷。

使用注意

孕妇慎用。

萹 蓄

<small>biān xù</small>

速记歌诀

萹蓄苦微寒，归经入膀胱。
利尿通淋妙，杀虫又止痒。
热淋涩痛疾，小便短赤黄。
蛔虫蛲虫病，阴痒湿疹疮。

功能主治

萹 蓄
- 利尿通淋 —— 热淋涩痛，小便短赤
- 杀虫 —— 虫积腹痛
- 止痒 —— 皮肤湿疹，阴痒带下

来源采收

本品为蓼科植物萹蓄的干燥地上部分。夏季叶茂盛时采收，除去根和杂质，晒干。

性味归经

苦，微寒。归膀胱经。

用法用量

内服：煎汤，9~15g；或入丸、散。外用：适量，煎汤洗或绞汁涂。

地肤子 dì fū zǐ

速记歌诀

地肤子辛苦，寒入肾膀胱。
利尿通淋妙，祛风善止痒。
热淋膀胱热，去热小便畅。
治风疹湿疹，疗阴痒湿疮。

功能主治

地肤子
- 清热利湿 —— 小便涩痛
- 祛风止痒 —— 阴痒带下，皮肤瘙痒，风疹，湿疹

来源采收

本品为藜科植物地肤的干燥成熟果实。秋季果实成熟时采收植株，晒干，打下果实，除去杂质。

性味归经

辛、苦，寒。归肾、膀胱经。

用法用量

内服：煎汤，9~15g；或入丸、散。外用：适量，煎汤熏洗，或研末敷。

灯心草 dēng xīn cǎo

功能主治

灯心草
- 清心火 —— 心烦失眠，口舌生疮
- 利小便 —— 尿少涩痛

来源采收

本品为灯心草科植物灯心草的干燥茎髓。夏末至秋季割取茎，晒干，取出茎髓，理直，扎成小把。

性味归经

甘、淡，微寒。归心、肺、小肠经。

用法用量

内服：煎汤，1~3g；或入丸、散。外用：适量，煅存性研末调敷，或用于灯火灸。

冬葵子
dōng kuí zǐ

功能主治

冬葵子
- 清热利尿 —— 尿闭，尿路感染
- 消肿 —— 水肿，口渴

来源采收

本品系蒙古族习用药材。为锦葵科植物冬葵的干燥成熟果实。夏、秋二季果实成熟时采收，除去杂质，阴干。

性味归经

甘、涩，凉。归大肠、小肠、膀胱经。

用法用量

内服：煎汤，3~9g；或入丸、散。

第七章

温里药

附 子
fù zǐ

速记歌诀

附子辛甘毒，归经心肾脾。大热散寒痛，回阳能救逆。
补火助阳功，补肾逐水宜。心阳有虚衰，心悸又胸痹。
畏寒肢体冷，宫冷尿频急。乌头之子根，孕妇多禁忌。
相煎何太急？半蒌贝蔹及。

功能
主治　　附 子

- 回阳救逆 —— 亡阳虚脱，肢冷脉微
- 补火助阳 —— 心阳不足，阳痿宫冷，肾阳虚衰，阳虚外感
- 散寒止痛 —— 胸痹心痛，虚寒吐泻，脘腹冷痛，阴寒水肿，寒湿痹痛

来源
采收

本品为毛茛科植物乌头的子根的加工品。6月下旬至8月上旬采挖，除去母根、须及泥沙，习称"泥附子"，加工成下列规格。

（1）选择个大、均匀的泥附子，洗净，浸入胆巴的水溶液中过夜，再加食盐，继续浸泡，每日取出晒晾，并逐渐延长晒晾时间，直至附子表面出现大量结晶盐粒（盐霜）、体质变硬为止，习称"盐附子"。

来源采收

（2）取泥附子，按大小分别洗净，浸入胆巴的水溶液中数日，连同浸液煮至透心，捞出，水漂，纵切成厚约0.5cm的片，再用水浸漂，用调色液使附片染成浓茶色，取出，蒸至出现油面、光泽后，烘至半干，再晒干或继续烘干，习称"黑顺片"。

（3）选择大小均匀的泥附子，洗净，浸入胆巴的水溶液中数日，连同浸液煮至透心，捞出，剥去外皮，纵切成厚约0.3cm的片，用水浸漂，取出，蒸透，晒干，习称"白附片"。

性味归经

辛、甘，大热，有毒。归心、肾、脾经。

用法用量

内服：煎汤，3~15g，先煎30~60分钟，久煎；或入丸、散。

使用注意

孕妇慎用；不宜与半夏、瓜蒌、瓜蒌子、瓜蒌皮、天花粉、川贝母、浙贝母、平贝母、伊贝母、湖北贝母、白蔹、白及同用。

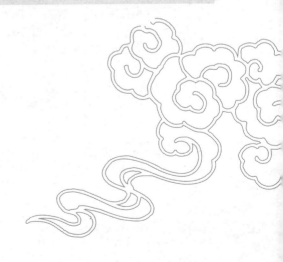

干姜 gān jiāng

速记歌诀

干姜性热辛，脾胃肾肺心。
温中散风寒，温肺化寒饮。
温脾养胃舒，回阳通脉经。

功能主治

干姜
- 温中散寒 —→ 脘腹冷痛
- 回阳通脉 —→ 呕吐泄泻
- 温肺化饮 —→ 肢冷脉微，寒饮喘咳

来源采收

本品为姜科植物姜的干燥根茎。冬季采挖，除去须根和泥沙，晒干或低温干燥。趁鲜切片晒干或低温干燥者称为"干姜片"。

性味归经

辛，热。归脾、胃、肾、心、肺经。

用法用量

内服：煎汤，3~10g；或入丸、散。外用：适量，研末调敷。

肉桂 ròu guì

功能主治

肉桂
- 补火助阳 —— 阳痿宫冷，腰膝冷痛
- 引火归元 —— 肾虚作喘，虚阳上浮
- 散寒止痛 —— 眩晕目赤，心腹冷痛
- 温通经脉 —— 虚寒吐泻，寒疝，痛经经闭

来源采收

本品为樟科植物肉桂的干燥树皮。多于秋季剥取，阴干。采自粗枝条或幼树干皮者称官桂。

性味归经

辛、甘，热。归肾、脾、心、肝经。

用法用量

内服：煎汤，1~5g，后下；研末，每次1~2g；或入丸、散。官桂作用较弱，用量可适当增加。

使用注意

有出血倾向者及孕妇慎用；不宜与赤石脂同用。

吴茱萸
wú zhū yú

速记歌诀

吴萸苦热辛，肝脾胃肾经。
散寒止疼痛，疏肝下气平。
降逆止呕吐，五更泄泻停。
此物有小毒，入药需慎行。

功能主治

吴茱萸
- 散寒止痛 —— 厥阴头痛，寒疝腹痛，寒湿脚气，经行腹痛，脘腹胀痛
- 降逆止呕 —— 呕吐吞酸
- 助阳止泻 —— 五更泄泻

来源采收

本品为芸香科植物吴茱萸、石虎或疏毛吴茱萸的干燥近成熟果实。8~11月果实尚未开裂时，剪下果枝，晒干或低温干燥，除去枝、叶、果梗等杂质。

性味归经

辛、苦，热；有小毒。归肝、脾、胃、肾经。

用法用量

内服：煎汤，2~5g；或入丸、散。外用：适量，研末调敷。

花椒

huā jiāo

速记歌诀

花椒香辛温，归经脾胃肾。
温中止寒痛，杀虫止痒能。
脘腹冷痛扰，虫积腹痛困。
治中寒呕泻，疗阴痒湿疹。

功能主治

花椒 — 温中止痛 —— 脘腹冷痛，呕吐泄泻

— 杀虫止痒 —— 虫积腹痛，外治湿疹，阴痒

来源采收

本品为芸香科植物青椒或花椒的干燥成熟果皮。秋季采收成熟果实，晒干，除去种子和杂质。

性味归经

辛，温。归脾、胃、肾经。

用法用量

内服：煎汤，3~6g；或入丸、散。外用：适量，煎汤熏洗，或含漱，或研末调敷。

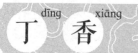

丁香

速记歌诀

丁香辛温香，温肾能助阳。归脾胃肺肾，温中呃逆降。
脘腹有冷痛，阳痿宫冷恙。郁金不同用，同用两相伤。
母果公花蕾，雌雄细辨详。

功能主治

丁香 ——• 温中降逆 —— 脾胃虚寒，呃逆呕吐，食少吐泻

—• 补肾助阳 —— 心腹冷痛，肾虚阳痿

来源采收
本品为桃金娘科植物丁香的干燥花蕾。当花蕾由绿色转红时采摘，晒干。

性味归经
辛，温。归脾、胃、肺、肾经。

用法用量
内服：煎汤，1~3g；或入丸、散。外用：适量，或研末敷，或煎汤熏洗，或浸酒外涂。

<table>
</table>

使用注意

不宜与郁金同用。

附注

自古以来，丁香花都是分为雌雄两种。一般中药里所说的丁香指的是雄丁香，母丁香则一般称作鸡舌香。丁香是桃金娘科植物丁香的干燥花蕾，而母丁香是桃金娘科植物丁香的干燥近成熟果实，果实中心大的是母丁香，花蕾小的为丁香；从形态来说，母丁香的果仁是倒卵形，是由两片叶子合抱而成的，类似于鸡舌，所以才会把母丁香称作"鸡舌香"，丁香花蕾呈短棒状，花冠呈球形，像一枚"圆头钉子"，又因香气浓郁，所以称为"丁香"，花瓣成棕褐色或深褐色，搓碎之后可以见到黄色的细粒状的花粉，通常个头较大、粗壮，能够沉于水，而且香气浓郁、没有碎末的丁香是佳品。

《中国药典》将"丁香"与"母丁香"分别予以收载。

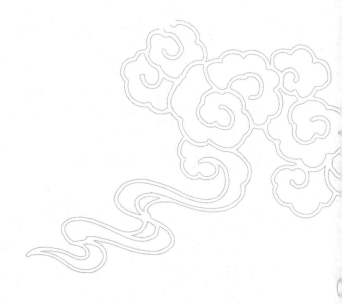

小 茴 香
xiǎo huí xiāng

速记歌诀

小茴香辛温，经肝脾胃肾。散寒止疼痛，理气和胃能。
寒疝腹痛扰，睾丸偏坠疼。胃寒有呕吐，气滞脘腹闷。
小茴疗诸证，妙手可回春。

功能主治

小茴香
- 散寒止痛 —— 寒疝腹痛，睾丸偏坠，痛经，少腹冷痛，经寒腹痛
- 理气和胃 —— 脘腹胀痛，食少吐泻

来源采收

本品为伞形科植物茴香的干燥成熟果实。秋季果实初熟时采割植株，晒干，打下果实，除去杂质。

性味归经

辛，温。归肝、肾、脾、胃经。

用法用量

内服：煎汤，3~6g；或入丸、散。外用：适量，研末敷。

高良姜

gāo liáng jiāng

速记歌诀

高良姜热辛，入走脾胃经。
散寒止疼痛，温胃止呕灵。
中寒腹痛治，呕吐泄泻停。

功能主治

高良姜 —— 温胃止呕 —— 胃寒呕吐，嗳气吞酸
　　　 —— 散寒止痛 —— 脘腹冷痛

来源采收

本品为姜科植物高良姜的干燥根茎。夏末秋初采挖，除去须根和残留的鳞片，洗净，切段，晒干。

性味归经

辛，热。归脾、胃经。

用法用量

内服：煎汤，3~6g；或入丸、散，每次1~3g。

荜 茇
bi bá

功能主治

荜 茇
- 温中散寒 —— 脘腹冷痛，呕吐，泄泻，寒凝气滞
- 下气止痛 —— 胸痹心痛，头痛，牙痛

来源采收

本品为胡椒科植物荜茇的干燥近成熟或成熟果穗。果穗由绿变黑时采收，除去杂质，晒干。

性味归经

辛，热。归胃、大肠经。

用法用量

内服：煎汤，1~3g；或入丸、散。外用：适量，研末塞龋齿孔中，或调敷。

理气药

第八章

陈 皮
chén pí

速记歌诀

陈皮苦温辛，入走肺脾经。
理气健脾胃，燥湿化痰饮。
脘腹胀满痛，吐泻咳嗽清。

功能主治

陈 皮
- 理气健脾 —— 脘腹胀满，食少吐泻
- 燥湿化痰 —— 咳嗽痰多

来源采收

本品为芸香科植物橘及其栽培变种的干燥成熟果皮。药材分为"陈皮"和"广陈皮"。采摘成熟果实，剥取果皮，晒干或低温干燥。

性味归经

苦、辛，温。归肺、脾经。

用法用量

内服：煎汤，3~10g；或入丸、散。

枳 实
zhi shi

速记歌诀

枳实苦辛酸，微寒入胃脾。破气消积滞，化痰除痞疾。
食积便秘胀，里急后重痢。胸脘痞满除，痰滞胸痹医。
脏器有下垂，枳可助上提。

功能主治

枳 实 ⟨ 破气消积 —— 积滞内停，痞满胀痛，泻痢后重，大便不通

化痰散痞 —— 痰滞气阻，胸痹，结胸，脏器下垂

来源采收　本品为芸香科植物酸橙及其栽培变种或甜橙的干燥幼果。5~6月收集自落的果实，除去杂质，自中部横切为两半，晒干或低温干燥，较小者直接晒干或低温干燥。

性味归经　苦、辛、酸，微寒。归脾、胃经。

用法用量　内服：煎汤，3~10g，大剂量可用至15g；或入丸、散。外用：适量，研末调涂或炒热熨。

使用注意　孕妇慎用。

木 香
mù xiāng

木香温辛苦，胃肠焦胆脾。
行气止痛功，健脾消食积。
气滞脘腹胀，里急后重医。
生用行气滞，煨制止泻痢。

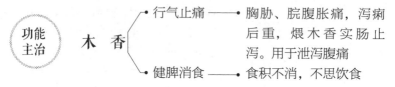

| 功能主治 | 木 香 | 行气止痛 —— 胸胁、脘腹胀痛，泻痢后重，煨木香实肠止泻。用于泄泻腹痛 |
| | | 健脾消食 —— 食积不消，不思饮食 |

来源采收 本品为菊科植物木香的干燥根。秋、冬二季采挖，除去泥沙和须根，切段，大的再纵剖成瓣，干燥后撞去粗皮。

性味归经 辛、苦，温。归脾、胃、大肠、三焦、胆经。

用法用量 内服：煎汤，3~6g；或入丸、散。生用专行气滞，煨熟用实肠止泻。

香附 xiāng fù

速记歌诀

香附微苦甘，辛平焦脾肝。
疏肝能理气，调经止痛堪。
气病之总司，肝郁气滞满。
女科之主帅，经闭痛经安。

功能主治

香附
- 疏肝解郁 —— 肝郁气滞，胸胁胀痛，疝气疼痛，乳房胀痛
- 理气宽中 —— 脾胃气滞，脘腹痞闷，胀满疼痛
- 调经止痛 —— 月经不调，经闭痛经

来源采收
本品为莎草科植物莎草的干燥根茎。秋季采挖，燎去毛须，置沸水中略煮或蒸透后晒干，或燎后直接晒干。

性味归经
辛、微苦、甘，平。归肝、脾、三焦经。

用法用量
内服：煎汤，6~10g；或入丸、散。外用：适量，研末撒、调敷或做饼热熨用。醋制止痛力增强。

沉 香
chén xiāng

速记歌诀

沉香辛微温，苦归胃肾脾。
行气能止痛，温肾可纳气。
温中能止呕，暖胃除呃逆。

功能主治

沉 香
- 行气止痛 —— 胸腹胀闷疼痛
- 温中止呕 —— 胃寒呕吐呃逆
- 纳气平喘 —— 肾虚气逆喘急

来源采收

本品为瑞香科植物白木香含有树脂的木材。全年均可采收，割取含树脂的木材，除去不含树脂的部分，阴干。

性味归经

辛、苦，微温。归脾、胃、肾经。

用法用量

内服：煎汤，1~5g，后下；研末，每次0.5~1.5g；亦入丸、散或磨汁服。

川 棟 子
chuān liàn zǐ

功能主治

川棟子
- 行气止痛 —— 肝郁化火，虫积腹痛
- 温中止呕 —— 胸胁、脘腹胀痛
- 纳气平喘 —— 疝气疼痛

来源采收

本品为棟科植物川棟的干燥成熟果实。冬季果实成熟时采收，除去杂质，干燥。

性味归经

苦，寒；有小毒。归肝、小肠、膀胱经。

用法用量

内服：煎汤，5～10g；或入丸、散。外用：适量，研末调涂。

薤白

xiè bái

薤白辛苦温，心肺胃大肠。
散结能通阳，行气导滞强。
胸痹心痛治，脘腹痞满胀。
里急后重疗，气滞痢泻溏。

功能主治

薤　白 ⟨ 通阳散结 —— 胸痹心痛
　　　　 行气导滞 —— 脘腹痞满胀痛，泻痢后重

来源采收

本品为百合科植物小根蒜或薤的干燥鳞茎。夏、秋二季采挖，洗净，除去须根，蒸透或置沸水中烫透，晒干。

性味归经

辛、苦，温。归心、肺、胃、大肠经。

用法用量

内服：煎汤，5~10g；或入丸、散。外用：适量，捣敷，或捣汁涂。

化橘红

huà jú hóng

速记歌诀

化橘红辛温，味苦归肺脾。
燥湿可化痰，宽中能理气。
风寒多咳嗽，安胃止呕逆。
食积酒伤身，堪用外果皮。

功能主治

化橘红 —— 理气宽中 —— 食积伤酒，呕恶痞闷
　　　　 燥湿化痰 —— 咳嗽痰多

来源采收

本品为芸香科植物化州柚或柚的未成熟或近成熟的干燥外层果皮。前者习称"毛橘红"，后者习称"光七爪""光五爪"。夏季果实未成熟时采收，置沸水中略烫后，将果皮割成5或7瓣，除去果瓤和部分中果皮，压制成形，干燥。

性味归经

辛、苦，温。归肺、脾经。

用法用量

内服：煎汤，3~6g；或入丸、散。

青 皮
qīng pí

辛温苦青皮，疏肝能破气。入走肝胆胃，化滞可消积。
气滞胸腹疝，乳胀肝气郁。久疟结癖块，乳痈和乳癖。
青青小肉果，果显大威力。

| 功能主治 | 青 皮 | ┌ 疏肝破气 —— 胸胁胀痛，疝气疼痛 |
| | | └ 消积化滞 —— 乳癖，乳痈，食积气滞，脘腹胀痛 |

来源采收　本品为芸香科植物橘及其栽培变种的干燥幼果或未成熟果实的果皮。5~6月收集自落的幼果，晒干，习称"个青皮"；7~8月采收未成熟的果实，在果皮上纵剖成4瓣至基部，除尽瓤瓣，晒干，习称"四花青皮"。

性味归经　苦、辛，温。归肝、胆、胃经。

用法用量　内服：煎汤，3~10g；或入丸、散。醋制疏肝止痛力强。

佛手
fó shǒu

速记歌诀

佛手辛苦酸，温胃脾肺肝。
疏肝能理气，燥湿可化痰。
和中止疼痛，胃脘不痞满。
胸闷胁痛疗，气逆咳喘安。

功能主治

佛　手
- 疏肝理气 —— 肝胃气滞，胸胁胀痛
- 和胃止痛 —— 胃脘痞满，食少呕吐
- 燥湿化痰 —— 咳嗽痰多

来源采收

本品为芸香科植物佛手的干燥果实。秋季果实尚未变黄或变黄时采收，纵切成薄片，晒干或低温干燥。

性味归经

辛、苦、酸，温。归肝、脾、胃、肺经。

用法用量

内服：煎汤，3～10g；或沸水泡饮，或入丸、散。

乌 药
wū yào

乌药味辛温，散寒可温肾。肺脾肾膀胱，行气止痛能。
气逆喘急缓，止呕除胸闷。酒炒温通经，麸炒行气顺。
盐炒能缩尿，醋炒止疝疼。

功能主治

乌 药
- 行气止痛 —— 寒凝气滞，胸腹胀痛，气逆喘急，膀胱虚冷
- 温肾散寒 —— 遗尿尿频，疝气疼痛，经寒腹痛

来源采收

本品为樟科植物乌药的干燥块根。全年均可采挖，除去细根，洗净，趁鲜切片，晒干，或直接晒干。

性味归经

辛，温。归肺、脾、肾、膀胱经。

用法用量

内服：煎汤，6～10g；或入丸、散。

荔枝核
li zhī hé

功能主治

荔枝核 — 行气散结 —— 寒疝腹痛
荔枝核 — 祛寒止痛 —— 睾丸肿痛

来源采收

本品为无患子科植物荔枝的干燥成熟种子。夏季采摘成熟果实，除去果皮和肉质假种皮，洗净，晒干。

性味归经

甘、微苦，温。归肝、肾经。

用法用量

内服：煎汤，6~10g；或入丸、散。

甘 松 gān sōng

速记歌诀

甘松温甘辛，入走脾胃经。
行气可止痛，开郁脾胃醒。
外用祛湿肿，脚气肿毒清。
入煎宜后下，辟秽燃烟熏。

功能主治

甘 松
- 理气止痛 —— 脘腹胀满
- 开郁醒脾 —— 食欲不振，呕吐
- 祛湿消肿 —— 外用治牙痛，脚气肿毒

来源采收

本品为败酱科植物甘松的干燥根及根茎。春、秋二季采挖，除去泥沙和杂质，晒干或阴干。

性味归经

辛、甘，温。归脾、胃经。

用法用量

内服：煎汤，3~6g；或入丸、散。外用：适量，泡汤漱口或煎汤洗脚或研末敷患处。

橘红

<ruby>橘<rt>jú</rt></ruby> <ruby>红<rt>hóng</rt></ruby>

速记歌诀

橘红辛苦温，归经肺和脾。
燥湿可化痰，宽中能理气。
风寒多咳嗽，安胃止呕逆。
食积酒伤身，堪用橘红皮。

| 功能主治 | 橘 红 | 理气宽中 —— 食积伤酒，呕恶痞闷 |
| | | 燥湿化痰 —— 咳嗽痰多 |

来源采收　本品为芸香科植物橘及其栽培变种的干燥外层果皮。秋末冬初果实成熟后采收，用刀削下外果皮，晒干或阴干。

性味归经　辛、苦，温。归肺、脾经。

用法用量　内服：煎汤，3~10g；或入丸、散。

附注

化橘红、橘红均为芸香科植物，但同科不同种。"橘红"最早记载于《本草纲目》，"化橘红"最早记载于《纲目拾遗》。橘红与化橘红，均性温而功效似陈皮，能理气宽中、燥湿化痰，治咳嗽痰多及食积不化。其中，橘红为橘的外层果皮，温燥之性胜于陈皮，对兼发表散寒，外感风寒咳嗽痰多者用之为宜；化橘红为化州柚等之果皮，对有消食、咳嗽痰多兼食积或消化不良者用之为宜。

《中国药典》将"橘红"与"化橘红"分别收录。临床使用中，处方开具"橘红""广橘红"时，应付给"橘红；处方开具"化橘红""七爪红"时，应付给"化橘红"。

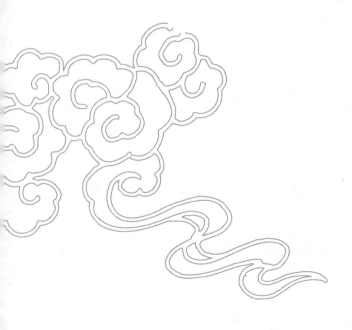

枳壳
zhǐ qiào

速记歌诀

枳壳苦辛酸，微寒入胃脾。
行滞能消胀，宽中可理气。
脾胃滞胀满，气滞胸闷医。
脏器有下垂，枳可助上提。

功能主治

枳　壳
- 理气宽中 —— 胸胁气滞，胀满疼痛
- 行滞消胀 —— 食积不化，痰饮内停，脏器下垂

来源采收

本品为芸香科植物酸橙及其栽培变种的干燥未成熟果实。7月果皮尚绿时采收，自中部横切为两半，晒干或低温干燥。

性味归经

苦、辛、酸，微寒。归脾、胃经。

用法用量

内服：煎汤，3～10g；或入丸、散。

使用注意

孕妇慎用。

柿 蒂
shi di

速记歌诀

柿蒂苦涩平，降逆止呃灵。
形似水杯盖，盖气呃逆停。

| 功能主治 | 柿 蒂 —→ 降逆止呃 —→ 用于呃逆 |

来源采收 本品为柿树科植物柿的干燥宿萼。冬季果实成熟时采摘，食用时收集，洗净，晒干。

性味归经 苦、涩，平。归胃经。

用法用量 内服：煎汤，5～10g；或入丸、散。

香橼
xiāng yuán

速记歌诀

香橼辛苦酸，温入脾肺肝。
疏肝可理气，和中能化痰。
咳嗽呕吐噫，胸腹胀痛安。

功能主治

香 橼
- 疏肝理气 —— 肝胃气滞，胸胁胀痛
- 宽中 —— 脘腹痞满，呕吐噫气
- 化痰 —— 痰多咳嗽

来源采收

本品为芸香科植物枸橼或香圆的干燥成熟果实。秋季果实成熟时采收，趁鲜切片，晒干低温干燥。香圆亦可整个或对剖两半后，晒干或低温干燥。

性味归经

辛、苦、酸，温。归肝、脾、肺经。

用法用量

内服：煎汤，3~10g；或入丸、散。

玫瑰花
méi guì huā

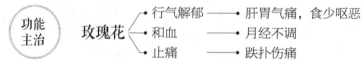

功能主治			
玫瑰花	行气解郁 ——	肝胃气痛，食少呕恶
	和血 ——	月经不调
	止痛 ——	跌扑伤痛

来源采收　本品为蔷薇科植物玫瑰的干燥花蕾。春末夏初花将开放时分批采摘，及时低温干燥。

性味归经　甘，微苦，温。归肝、脾经。

用法用量　内服：煎汤，3~6g；或浸酒，或熬膏。

梅花

méi huā

功能主治	梅 花	疏肝和中 —— 肝胃气痛，郁闷心烦
		化痰散结 —— 梅核气，瘰疬疮毒

来源采收　本品为蔷薇科植物梅的干燥花蕾。初春花未开放时采摘，及时低温干燥。

性味归经　微酸，平。归肝、胃、肺经。

用法用量　内服：煎汤，3~5g；或入丸、散。外用：鲜品适量，捣烂敷贴。

消食药

第九章

山 楂
shān zhā

山楂味甘酸，微温脾胃肝。消食化肉积，泻痢腹痛顽。
活血散瘀积，瘀阻腹痛安。痛经经闭治，偏坠肿寒疝。
化浊降血脂，常服山楂丸。

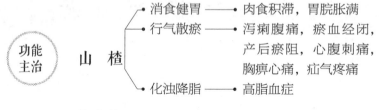

功能主治	山 楂	消食健胃 —— 肉食积滞，胃脘胀满
		行气散瘀 —— 泻痢腹痛，瘀血经闭，产后瘀阻，心腹刺痛，胸痹心痛，疝气疼痛
		化浊降脂 —— 高脂血症

焦山楂 —— 肉食积滞，泻痢不爽

来源采收	本品为蔷薇科植物山里红或山楂的干燥成熟果实。秋季果实成熟时采收，切片，干燥。
性味归经	酸、甘，微温。归脾、胃、肝经。
用法用量	内服：煎汤，9～12g，大剂量30g；或入丸、散。

麦芽

mài yá

功能主治

麦芽
- 行气消食 —— 食积不消，脘腹胀痛
- 健脾开胃 —— 脾虚食少
- 回乳消胀 —— 乳汁郁积，乳房胀痛，断乳

生麦芽
- 健脾和胃 —— 脾虚食少
- 疏肝行气 —— 乳汁郁积

炒麦芽 —— 行气消食回乳 —— 食积不消，妇女断乳

焦麦芽 —— 消食化滞 —— 食积不消，脘腹胀痛

来源采收　本品为禾本科植物大麦的成熟果实经发芽干燥的炮制加工品。将麦粒用水浸泡后，保持适宜温、湿度，待幼芽长至约5mm时，晒干或低温干燥。

性味归经　甘，平。归脾、胃经。

用法用量　内服：煎汤，10～15g，回乳用60g。

莱 菔 子
lái fú zǐ

功能主治

莱菔子
- 消食除胀 —— 饮食停滞，脘腹胀痛，大便秘结，积滞泻痢
- 降气化痰 —— 痰壅喘咳

来源采收

本品为十字花科植物萝卜的干燥成熟种子。夏季果实成熟时采割植株，晒干，搓出种子，除去杂质，再晒干。

性味归经

辛、甘，平。归肺、脾、胃经。

用法用量

内服：煎汤，5～12g，打碎入煎；或入丸、散。消食宜炒用。

鸡内金
jī nèi jīn

功能主治

鸡内金
- 健胃消食 —— 食积不消，呕吐泻痢，小儿疳积
- 涩精止遗 —— 遗尿，遗精
- 通淋化石 —— 石淋涩痛，胆胀胁痛

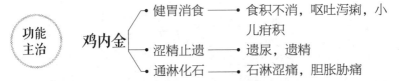

来源采收

本品为雉科动物家鸡的干燥砂囊内壁。杀鸡后，取出鸡肫，立即剥下内壁，洗净，干燥。

性味归经

甘，平。归脾、胃、小肠、膀胱经。

用法用量

内服：煎汤，3~10g；研末，每次1.5~3g；或入丸、散。研末服效果较佳。

神曲

shén qù

功能主治	神 曲 —— 消食和胃 —— 食积不化，脘腹胀满，不思饮食，肠鸣泄泻

来源采收	本品为面粉和其他药物混合后经发酵而成的干燥加工品。

性味归经	甘、辛，温。归脾、胃经。

用法用量	内服：煎汤，6~15g；或入丸、散。消食宜炒焦用。

稻　芽
dào　yá

稻芽性甘温，归经胃与脾。消食能和中，腹胀口臭驱。
健脾能开胃，食少脾胃虚。炒芽偏消食，用于食不饥。
焦芽化积滞，消食更给力。

功能主治

稻　芽 — 消食和中 —— 食积不消，腹胀口臭
　　　　 健脾开胃 —— 脾胃虚弱，不饥食少
炒稻芽 —— 偏于消食 —— 不饥食少
焦稻芽 —— 善化积滞 —— 积滞不消

来源采收

本品为禾本科植物稻的成熟果实经发芽干燥的炮制加工品。将稻谷用水浸泡后，保持适宜的温、湿度，待须根长至约1cm时，干燥。

性味归经

甘，温。归脾、胃经。

用法
用量

内服：煎汤，9~15g，大剂量30g；或入丸、散。

附注

既往有些地区习惯将稻芽称为谷芽。《中国药典》将谷芽定为禾本科植物粟的成熟果实经发芽干燥的炮制加工品。将粟谷用水浸泡后，保持适宜的温度、湿度，待须根长至约6mm时，晒干或低温干燥。谷芽具有消食和中、健脾开胃之功效。用于食积不消，腹胀口臭，脾胃虚弱，不饥食少。炒谷芽偏于消食，用于不饥食少。焦谷芽善化积滞，用于积滞不消。

鉴别
用药

稻芽、麦芽均具消食和中、健胃之功，主治米面薯芋类食滞证及脾虚食少等。但麦芽消食健胃力较强；而稻芽力较弱，故稻芽更宜于轻证，或病后脾虚者。但二药临床常相须为用。

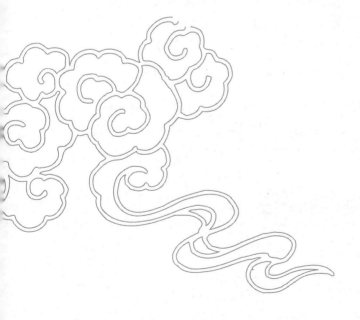

第十章

驱虫药

使 君 子

速记歌诀

甘温使君子，归经胃和脾。
功杀虫消积，服药浓茶忌。
治蛔蛲虫病，疗小儿疳积。

功能主治　使君子 ——•杀虫消积 ——•蛔虫病，蛲虫病，虫积腹痛，小儿疳积

来源采收　本品为使君子科植物使君子的干燥成熟果实。秋季果皮变紫黑色时采收，除去杂质，干燥。

性味归经　甘，温。归脾、胃经。

用法用量　使君子9~12g，捣碎入煎剂；使君子仁6~9g，多入丸、散或单用，作1~2次分服。小儿每岁1~1.5粒，炒香嚼服，1日总量不超过20粒。

使用注意　服药时忌饮浓茶。

苦楝皮

_{kǔ liàn pí}

功能主治

苦楝皮 ＜ 杀虫 —— 蛔虫病，蛲虫病，虫积腹痛
　　　　　 疗癣 —— 外治疥癣瘙痒

来源采收

本品为楝科植物川楝或楝的干燥树皮和根皮。春、秋二季剥取，晒干，或除去粗皮，晒干。

性味归经

苦，寒；有毒。归肝、脾、胃经。

用法用量

内服：煎汤，3~6g，鲜品15~30g；或入丸、散。外用：适量，研末，用猪脂调敷患处。

槟榔

bīng   láng

速记歌诀

槟榔苦辛温，归经胃大肠。杀虫消积优，行气利水良。
疟疾久不愈，截疟效用强。绦蛔蛲钩姜，小虫无处藏。
里急后重痢，食积气滞胀。水肿脚气肿，疾患一扫光。

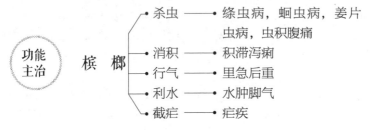

功能主治　槟榔

- 杀虫 —— 绦虫病，蛔虫病，姜片虫病，虫积腹痛
- 消积 —— 积滞泻痢
- 行气 —— 里急后重
- 利水 —— 水肿脚气
- 截疟 —— 疟疾

来源采收　本品为棕榈科植物槟榔的干燥成熟种子。春末至秋初采收成熟果实，用水煮后，干燥，除去果皮，取出种子，干燥。

性味归经　苦、辛，温。归胃、大肠经。

用法用量　内服：煎汤，3~10g；驱绦虫、姜片虫，须用30~60g；或入丸、散。外用：适量，煎水洗，或研末调敷。焦槟榔长于消积。

贯众 *guàn zhòng*

速记歌诀

贯众苦微寒，入走胃与肝。
清热解毒强，杀虫止血堪。
治流脑流感，疗疟腮疹斑。
衄吐便血止，钩绦蛲驱斩。

功能主治

贯 众
- 清热解毒 —— 疮疡
- 驱虫 —— 虫积腹痛
- 收涩止血 —— 崩漏下血

来源采收

本品为鳞毛蕨科植物粗茎鳞毛蕨的干燥根茎和叶柄残基。秋季采挖，削去叶柄，须根，除去泥沙，晒干。

性味归经

苦，微寒；有小毒。归肝、胃经。

用法用量

内服：煎汤，4.5~9g（清热解毒，驱虫）；5~10g（止血炒炭用）。

雷 丸
léi wán

速记歌诀

雷丸微苦寒，归经胃大肠。
功杀虫消积，粉服不煎汤。
治小儿疳积，绦钩蛔虫殇。

功能主治

雷 丸 —— 杀虫消积 —— 绦虫病，钩虫病，蛔虫病，虫积腹痛，小儿疳积

来源采收

本品为白磨科真菌雷丸的干燥菌核。秋季采挖，洗净，晒干。

性味归经

微苦，寒。归胃、大肠经。

用法用量

内服：15~21g，不宜入煎剂，一般研粉服，一次5~7g，饭后用温开水调服，一日3次，连服3日。

南瓜子

_{nán guā zǐ}

功能主治 南瓜子——•杀虫——•绦虫病，蛔虫病，钩虫病，血吸虫病

来源采收 本品为葫芦科植物南瓜的干燥种子。夏秋间收集成熟种子，除去瓤膜，晒干。

性味归经 甘，平。归胃、大肠经。

用法用量 内服：生用连壳或去壳后研细粉，60~120g冷开水调服；也可去壳取仁嚼服。外用：适量，煎水熏洗。治血吸虫病，须生用大量久服。

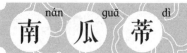

nán guā dì

南瓜蒂

南瓜蒂平苦，利水可解毒。
微甘归肺肝，安胎孕尔舒。

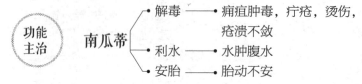

功能主治	南瓜蒂	解毒 —— 痈疽肿毒，疔疮，烫伤，疮溃不敛
		利水 —— 水肿腹水
		安胎 —— 胎动不安

来源采收 本品为葫芦科植物南瓜的瓜蒂。秋季采收成熟的果实，切取瓜蒂，晒干。

性味归经 苦、微甘，平。归肺、肝经。

用法用量 内服：煎汤，15~30g；或研末。外用：适量，研末调敷。

鹤草芽
hè cǎo yá

速记歌诀

鹤草芽涩凉，苦肝大小肠。
专治绦虫病，杀虫疗效强。

功能主治

鹤草芽 ——● 杀虫 ——● 绦虫病

来源采收

本品为蔷薇科植物龙牙草（即仙鹤草）的干燥冬芽。于地上部分枯萎后采集（9~11月）直至翌年春植株萌发前（3~4月），挖出根部，取下冬芽，去掉地下根部，但可留冬芽上的须根，洗净晒干或于55℃以下烘干。

性味归经

苦、涩，凉。归肝、小肠、大肠经。

用法用量

内服：研粉吞服，成人每次30~50g。小儿按体重0.7~0.8g/kg，每日1次，早晨空腹服。

榧子

fěi zǐ

榧子性甘平，肺胃大肠经。杀虫消积功，虫积腹痛轻。
润肠通便能，肠燥便秘清。润肺止咳妙，肺燥咳嗽停。
钩蛔绦虫病，三盅毒除尽。

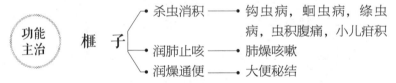

功能主治

榧子 ── 杀虫消积 ──→ 钩虫病，蛔虫病，绦虫病，虫积腹痛，小儿疳积
　　　 润肺止咳 ──→ 肺燥咳嗽
　　　 润燥通便 ──→ 大便秘结

来源采收

本品为红豆杉科植物榧的干燥成熟种子。秋季种子成熟时采收，除去肉质假种皮，洗净，晒干。

性味归经

甘，平。归肺、胃、大肠经。

用法用量

内服：煎汤，9~15g，连壳生用，打碎入煎；嚼服，每次15g，炒熟去壳。

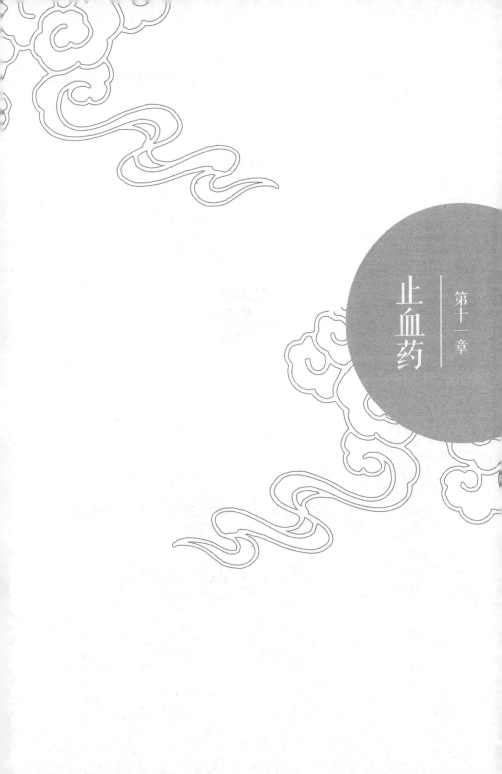

止血药

第十一章

大 蓟 ^{dà jì}

功能主治

大 蓟 —— 凉血止血 —— 衄血，吐血，尿血，便血，崩漏，外伤出血

散瘀解毒消痈 —— 痈肿疮毒

来源采收

本品为菊科植物蓟的干燥地上部分。夏、秋二季花开时采割地上部分，除去杂质，晒干。

性味归经

甘、苦，凉。归心、肝经。

用法用量

内服：煎汤，9~15g，鲜品30~60g；或入丸、散。
外用：适量，研末调敷，或鲜品捣敷，或绞汁涂搽。

小蓟 xiǎo jì

速记歌诀

小蓟甘苦凉，凉血止血良。入走心肝经，散瘀消痈强。
血热出血止，止血疗外伤。尿血血淋证，利尿尤擅长。
清热能解毒，治痈肿疮疡。

功能主治

小蓟 ── 凉血止血 ────→ 衄血，吐血，尿血，便血

└─ 散瘀解毒消痈 ────→ 崩漏，外伤出血，痈肿疮毒

来源采收

本品为菊科植物刺儿菜的干燥地上部分。夏、秋二季花开时采割，除去杂质，晒干。

性味归经

甘、苦，凉。归心、肝经。

用法用量

内服：煎汤，5～12g，鲜品30～60g；或入丸、散，或捣汁。外用：适量，研末撒或调敷，或煎汤洗，或鲜品捣敷。

地 榆 _{dì yú}

功能主治

地 榆 〈 凉血止血 —— 便血，痔血，血痢，崩漏
解毒敛疮 —— 水火烫伤，痈肿疮毒

来源采收

本品为蔷薇科植物地榆或长叶地榆的干燥根。后者习称"绵地榆"。春季发芽时或秋季植株枯萎后采挖，除去须根，洗净，干燥，或趁鲜切片，干燥。

性味归经

苦、酸、涩，微寒。归肝、大肠经。

用法用量

内服：煎汤，9~15g；或入丸、散。外用：适量，研末涂敷患处。炒炭止血力增强。

白茅根 ^{bái máo gēn}

功能主治

白茅根 ┬ 凉血止血 —— 血热吐血，衄血，尿血
　　　 └ 清热利尿 —— 热病烦渴，湿热黄疸，
　　　　　　　　　　　　水肿尿少，热淋涩痛

来源采收

本品为禾本科植物白茅的干燥根茎。春、秋二季采挖，洗净，晒干，除去须根和膜质叶鞘，捆成小把。

性味归经

甘，寒。归肺、胃、膀胱经。

用法用量

内服：煎汤，9~30g，鲜品30~60g；或入丸、散；或捣汁。外用：适量，煎汤外洗或鲜品捣敷，止血宜炒炭。

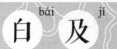

白 及 *bái jí*

速记歌诀

白及甘微寒，苦涩肺胃肝。肺胃咳吐血，收敛止血善。
疮疡肿毒除，消肿生肌堪。外伤出血止，研末患处拌。
配伍有禁忌，川乌草乌反。

功能主治	白 及	收敛止血 —— 咯血，吐血，外伤出血
		消肿生肌 —— 疮疡肿毒，皮肤皲裂

来源采收　本品为兰科植物白及的干燥块茎。夏、秋二季采挖，除去须根，洗净，置沸水煮或蒸至无白心，晒至半干，除去外皮，晒干。

性味归经　苦、甘、涩，微寒。归肺、肝、胃经。

用法用量　内服：煎汤，6~15g；研末吞服，每次3~6g。外用：适量，研末撒或调涂。

使用注意　不宜与川乌、制川乌、草乌、制草乌、附子同用。

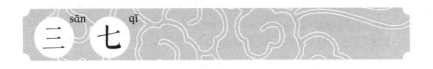

三七 sān qī

三七微苦甘，止血散瘀疾。性温入胃肝，消肿定痛宜。
内外出血证，止血不留瘀。跌打有损伤，瘀滞肿痛祛。
配伍须谨慎，孕妇有禁忌。

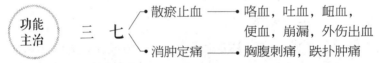

| 功能主治 | 三七 | 散瘀止血 —— 咯血，吐血，衄血，便血，崩漏，外伤出血 |
| | | 消肿定痛 —— 胸腹刺痛，跌扑肿痛 |

来源采收　本品为五加科植物三七的干燥根和根茎。秋季花开前采挖，洗净，分开主根、支根及根茎，干燥。支根习称"筋条"，根茎习称"剪口"。

性味归经　甘、微苦，温。归肝、胃经。

用法用量　内服：煎汤，3~9g；研粉吞服，一次1~3g。外用：适量，磨汁涂，研末掺或调敷。

使用注意　孕妇慎用。

茜草

qiàn cǎo

速记歌诀

茜草性苦寒，归经主入肝。
凉血止血良，祛瘀通经善。
生用或酒炒，活血祛瘀散。
吐衄血崩漏，止血宜炒炭。

功能主治

茜草 {
凉血止血 —— 吐血，衄血，外伤出血，崩漏
祛瘀通经 —— 瘀阻经闭，关节痹痛，跌扑肿痛
}

来源采收　本品为茜草科植物茜草的干燥根和根茎。春、秋二季采挖，除去泥沙，干燥。

性味归经　苦，寒。归肝经。

用法用量　内服：煎汤，6~10g；或入丸、散。止血宜炒炭用；活血祛瘀宜生用或酒炒用。

蒲 黄
pú huáng

蒲黄味甘平，归肝心包经。止血祛瘀灵，利小便通淋。
血症皆可用，生熟要分清。炒炭善止血，生用活血行。
孕妇宜慎用，配伍需小心。

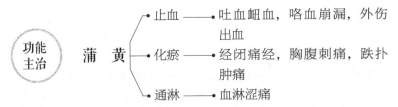

功能主治	蒲 黄	止血 —— 吐血衄血，咯血崩漏，外伤出血
		化瘀 —— 经闭痛经，胸腹刺痛，跌扑肿痛
		通淋 —— 血淋涩痛

来源采收：本品为香蒲科植物水烛香蒲、东方香蒲或同属植物的干燥花粉。夏季采收蒲棒上部的黄色雄花序，晒干后碾轧，筛取花粉。

性味归经：甘，平。归肝、心包经。

用法用量：内服：煎汤，5～10g，包煎；或入丸、散。外用：适量，敷患处。止血宜炒炭，活血宜生用。

使用注意：孕妇慎用。

艾 叶 ài yè

速记歌诀

艾叶辛苦温，归经肝脾肾。散寒湿理气，制绒或用生。
虚寒出血止，温经止痛能。吐衄崩漏痢，少腹经寒冷。
外祛湿止痒，疗疮痒湿疹。酒炒且调经，醋炒止腹疼。
炒炭止崩漏，小毒亦谨慎。

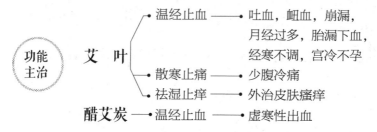

功能主治

艾 叶
- 温经止血 —— 吐血，衄血，崩漏，月经过多，胎漏下血，经寒不调，宫冷不孕
- 散寒止痛 —— 少腹冷痛
- 祛湿止痒 —— 外治皮肤瘙痒

醋艾炭 —— 温经止血 —— 虚寒性出血

来源采收　本品为菊科植物艾的干燥叶。夏季花未开时采摘，除去杂质，晒干。

性味归经　辛、苦，温；有小毒。归肝、脾、肾经。

用法用量　内服：煎汤，3～9g；或入丸、散。外用：适量，供灸治或熏洗用。

槐花

huái huā

速记歌诀

槐花苦微寒，归经肝大肠。
泻火清肝清，凉血止血良。
便血痔出血，止痢医疮疡。
肝火上炎疗，头目应无恙。

功能主治

槐花 —— 凉血止血 —— 便血，痔血，血痢，崩漏，吐血，衄血

—— 清肝泻火 —— 肝热目赤，头痛眩晕

来源采收

本品为豆科植物槐的干燥花及花蕾。夏季花开放或花蕾形成时采收，及时干燥，除去枝、梗及杂质。前者习称"槐花"，后者习称"槐米"。

性味归经

苦，微寒。归肝、大肠经。

用法用量

内服：煎汤，5~10g；或入丸、散。止血宜炒炭，泻火宜生用。

侧 柏 叶
cè bǎi yè

功能主治	侧柏叶	凉血止血 —— 吐血，衄血，咯血，便血，崩漏下血
		化痰止咳 —— 肺热咳嗽
		生发乌发 —— 血热脱发，须发早白

来源采收　本品为柏科植物侧柏的干燥枝梢和叶。多在夏、秋二季采收，阴干。

性味归经　苦、涩，寒。归肺、肝、脾经。

用法用量　内服：煎汤，6～12g；或入丸、散。外用：适量，煎汤熏洗，或研末调敷。止血多炒炭用，化痰止咳宜生用。

苎麻根
zhù má gēn

速记歌诀

苎麻根甘寒，归经心与肝。
凉血止血良，清热保胎安。
解毒利小便，蛇伤疮肿散。

功能主治

苎麻根
- 凉血止血 —— 血热所致的各种出血证
- 清热安胎 —— 胎动不安，胎漏下血
- 利尿 —— 湿热淋痛
- 解毒 —— 热毒疮肿，蛇虫咬伤

来源采收
本品为荨麻科植物苎麻的干燥根和根茎。冬、春采挖，除去地上茎和泥土，晒干。

性味归经
甘，寒。归心、肝经。

用法用量
内服：煎汤，10~15g；或入丸、散。外用：适量，煎汤熏洗。

仙鹤草

xiān hè cǎo

速记歌诀

仙鹤草涩平，苦入心肝经。
功收敛止血，医脱力伤筋。
截疟杀滴虫，阴痒泻痢停。

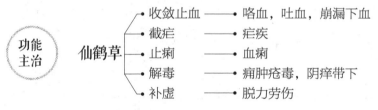

		收敛止血 —— 咯血，吐血，崩漏下血
功能主治	仙鹤草	截疟 —— 疟疾
		止痢 —— 血痢
		解毒 —— 痈肿疮毒，阴痒带下
		补虚 —— 脱力劳伤

来源采收 本品为蔷薇科植物龙芽草的干燥地上部分。夏、秋二季茎叶茂盛时采割，除去杂质，干燥。

性味归经 苦、涩，平。归心、肝经。

用法用量 内服：煎汤，6~12g，大剂量可用30~60g；或入丸、散。外用：适量，捣敷，或煎汤熏洗。

炮姜 *páo jiāng*

速记歌诀

炮姜味辛热，归经脾胃肾。
温经又温中，止血亦止疼。
虚寒腹痛医，吐衄漏除根。

功能主治

炮姜
- 温经止血 —— 阳虚失血，吐衄崩漏
- 温中止痛 —— 脾胃虚寒，腹痛吐泻

来源采收

本品为姜科植物姜的干燥根茎（干姜）的炮制加工品。

性味归经

辛，热。归脾、胃、肾经。

用法用量

内服：煎汤，3~9g；或入丸、散。外用：适量，研末调敷。

鉴别用药

生姜、干姜和炮姜，均能温中散寒，适用于脾胃寒证。由于鲜干质量不同与炮制不同，其性能亦异。生姜长于散表寒，为呕家之圣药；干姜偏于祛里寒，为温中散寒之要药；炮姜善走血分，长于温经而止血。

棕榈炭
zōng lú tàn

速记歌诀

棕榈苦涩平，肺肝大肠经。
出血无瘀者，收敛止血灵。
吐衄崩漏血，疥癣赤痢停。

| 功能主治 | 棕榈炭 ——•收敛止血 —— 吐血，衄血，尿血，便血，崩漏 |

| 来源采收 | 本品为棕榈科植物棕榈的干燥叶柄。采棕时割取旧叶柄下延部分和鞘片，除去纤维状的棕毛，晒干。 |

| 性味归经 | 苦、涩，平。归肺、肝、大肠经。 |

| 用法用量 | 内服：煎汤，3~9g；研末，每次1~1.5g。 |

紫珠叶 zǐ zhū yè

速记歌诀

紫珠叶苦凉，凉血止血良。
涩入肝肺胃，散瘀消肿疮。
收敛出血止，解毒疗烫伤。

功能主治

紫珠叶
- 凉血收敛止血 ——— 衄血，咯血，吐血，便血，崩漏，外伤出血
- 散瘀解毒消肿 ——— 热毒疮疡，水火烫伤

来源采收　本品为马鞭草科植物杜虹花的干燥叶。夏、秋二季枝叶茂盛时采摘，干燥。

性味归经　苦、涩，凉。归肝、肺、胃经。

用法用量　内服：煎汤，3~15g；研末吞服1.5~3g。外用：适量，研末敷。

藕节 ǒu jié

藕节涩平甘，归经肺胃肝。
止血不留瘀，收敛止血善。
尿血崩漏证，通淋解热烦。
血热血瘀生，虚寒出血炭。

功能 主治	藕　节——收敛止血——	吐血，咯血，尿血，崩漏

来源 采收	本品为睡莲科植物莲的干燥根茎节部。秋、冬二季采挖根茎（藕），切取节部，洗净，晒干，除去须根。

性味 归经	甘、涩，平。归肝、肺、胃经。

用法 用量	内服：煎汤，9~15g，大剂量可用至30g，鲜品30~60g；或入丸、散，或捣汁饮。血热出血夹瘀宜生用；虚寒出血宜炒炭用。

景天三七
jīng tiān sān qī

功能主治	景天三七	化瘀止血 —— 各种出血证，跌打损伤
		宁心安神 —— 心悸、失眠，烦躁不安
		解毒 —— 疮肿，蜂蝎螫伤

来源采收　本品为景天科植物景天三七、横根费菜的干燥根或全草。根：全年可采，但以秋末至次年春初挖取者为佳；全草：夏、秋间开花时，割取地上部分，晒干。

性味归经　苦、甘，平。归肝、心经。

用法用量　内服：煎汤，10~15g，鲜品50~100g；或入丸、散，或捣汁。外用：适量，捣敷。

血余炭
xuě yú tàn

功能主治

血余炭

- 收敛止血 —— 吐血，咯血，衄血，血淋，尿血，便血，崩漏
- 化瘀 —— 外伤出血
- 利尿 —— 小便不利

来源采收

本品为人发制成的炭化物。取头发，除去杂质，碱水洗去油垢，清水漂净，晒干，焖煅成炭，放凉。

性味归经

苦，平，归肝、胃经。

用法用量

内服：煎汤，5~10g；研末，每次1.5~3g。外用：适量，研末敷。

鸡冠花
_{jī guān huā}

速记歌诀

鸡冠花甘凉，味涩肝大肠。
凉血止带下，止血疗痔疮。
收敛止久痢，止痛药效强。

功能主治	鸡冠花	收敛止血 —— 吐血，崩漏，便血，痔血
		止带 —— 赤白带下
		止痛 —— 久痢不止

来源采收　本品为苋科植物鸡冠花的干燥花序。秋季花盛开时采收，晒干。

性味归经　甘、涩，凉。归肝、大肠经。

用法用量　内服：煎汤，6~12g；或入丸、散。

降香
jiàng xiāng

速记歌诀

降香质坚重，微香色紫红。
辛温归肝脾，理气止疼痛。
化瘀止出血，辟恶降气功。

功能主治

降香
- 化瘀止血 —— 吐血，衄血，外伤出血
- 理气止痛 —— 肝郁胁痛，胸痹刺痛，跌扑伤痛，呕吐腹痛

来源采收

本品为豆科植物降香檀树干和根的干燥心材。全年均可采收，除去边材，阴干。

性味归经

辛，温。归肝、脾经。

用法用量

内服：煎汤，9～15g，后下。外用：适量，研细末敷患处。

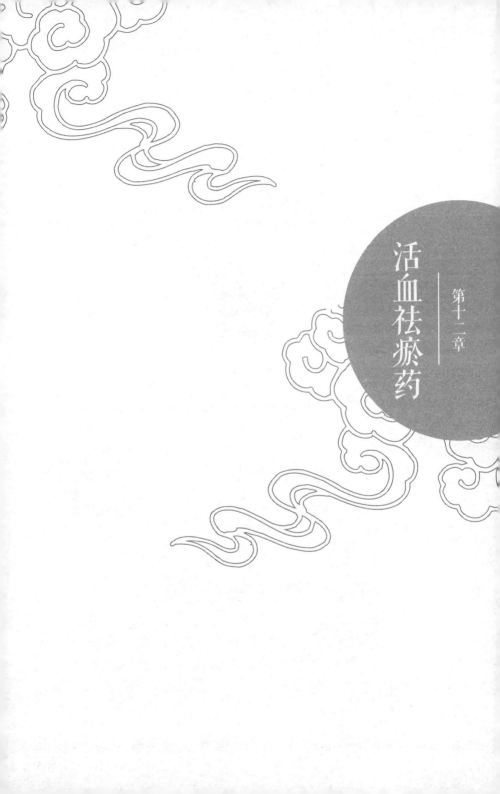

第十二章

活血祛瘀药

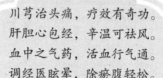

川芎 chuān xiōng

速记歌诀

川芎治头痛，疗效有奇功。
肝胆心包经，辛温可祛风。
血中之气药，活血行气通。
调经医眩晕，除瘀腹轻松。

功能主治

川芎
- 活血行气 —— 月经不调，经闭痛经
- 祛风止痛 —— 胸痹心痛，胸胁刺痛，
  跌扑肿痛，癥瘕腹痛，
  头痛，风湿痹痛

来源采收

本品为伞形科植物川芎的干燥根茎。夏季当茎上的节盘显著突出，并略带紫色时采挖，除去泥沙，晒后烘干，再去须根。

性味归经

辛，温。归肝、胆、心包经。

用法用量

内服：煎汤，3~10g；研末，1~1.5g。外用：适量，研末敷或煎汤洗。

延胡索
yán hú suǒ

速记歌诀

延胡辛苦温，入走肝与脾。
活血亦行气，止痛破瘀积。
治周身诸痛，散气滞血瘀。

功能主治

延胡索 ⟨ 活血行气 —— 胸胁、产后瘀阻，经闭痛经
止痛 —— 脘腹疼痛，胸痹心痛，跌扑肿痛

来源采收

本品为罂粟科植物延胡索的干燥块茎。夏初茎叶枯萎时采挖，除去须根，洗净，置沸水中煮至恰无白心时，取出，晒干。

性味归经

辛、苦，温。归肝、脾经。

用法用量

内服：煎汤，3~10g；研末吞服，一次1.5~3g。醋制可增强止痛作用。

郁金 yù jīn

郁金辛苦寒，归经心肺肝。活血止疼痛，胁痛胸痹散。
行气解郁结，经闭乳胀满。清心凉血良，热病神昏癫。
利胆退黄功，清湿热黄疸。丁香不同用，相煎不平安。

功能主治

郁金
- 活血止痛 —— 胸胁刺痛，经闭痛经
- 行气解郁 —— 热病神昏
- 清心凉血 —— 癫痫发狂，血热吐衄
- 利胆退黄 —— 黄疸尿赤

来源采收 本品为姜科植物温郁金、姜黄、广西莪术或蓬莪术的干燥块根。冬季茎叶枯萎后采挖，干燥。

性味归经 辛、苦，寒。归肝、心、肺经。

用法用量 内服：煎汤，3~10g；研末，2~5g。

使用注意 不宜与丁香、母丁香同用。

莪术
^é ^{zhú}

功能主治

莪 术 ┌ 行气破血 ── 癥瘕痞块，瘀血经闭
         └ 消积止痛 ── 胸痹心痛，食积胀痛

来源采收

本品为姜科植物蓬莪术、广西莪术或温郁金的干燥根茎。后者习称"温莪术"。冬季茎叶枯萎后采挖，洗净，蒸或煮至透心，晒干或低温干燥后除去须根和杂质。

性味归经

辛、苦，温。归肝、脾经。

用法用量

内服：煎汤，6~9g；或入丸、散。外用：适量，研末敷。醋制增强其止痛之功。

使用注意

孕妇禁用。

丹 参

dān shēn

速记歌诀

丹参苦微寒，归经心和肝。
活血祛瘀结，清心除热烦。
通经止疼痛，凉血消痈满。
配伍需小心，藜芦两相反。

功能主治

丹 参

- 活血祛瘀 —— 癥瘕积聚
- 通经止痛 —— 胸痹心痛，脘腹胁痛，热痹疼痛，月经不调，痛经经闭
- 清心除烦 —— 心烦不眠
- 凉血消痈 —— 疮疡肿痛

来源采收　本品为唇形科植物丹参的干燥根和根茎。春、秋二季采挖，除去泥沙，干燥。

性味归经　苦，微寒。归心、肝经。

用法用量　内服：煎汤，10～15g；或入丸、散。

使用注意　不宜与藜芦同用。酒炒可增强其活血之功。

虎杖
hǔ zhàng

速记歌诀

虎杖微苦寒，归经胆肺肝。清热毒止痛，利湿退黄疸。
泻下通热便，止咳化顽痰。烫伤蛇虫伤，外敷鲜捣烂。
孕妇需慎用，确保胎儿安。

功能主治

虎杖
- 利湿退黄 —— 风湿痹痛，湿热黄疸
- 清热解毒 —— 痈肿疮毒，水火烫伤
- 散瘀止痛 —— 癥瘕，跌打损伤，经闭
- 止咳化痰 —— 肺热咳嗽

来源采收　本品为蓼科植物虎杖的干燥根茎和根。春、秋二季采挖，除去须根，洗净，趁鲜切短段或厚片，晒干。

性味归经　微苦，微寒。归肝、胆、肺经。

用法用量　内服：煎汤，9～15g；或入丸、散。外用：适量，研末调敷，制成煎液或油膏涂敷。

使用注意　孕妇慎用。

益 母 草

yì mǔ cǎo

速记歌诀

益母草辛苦，微寒草益母。
心包膀胱肝，清热解疮毒。
活血祛瘀痛，利尿肿消除。
配伍需注意，孕妇谨慎服。

功能主治

益母草
- 活血调经 —— 月经不调，痛经经闭，恶露不尽
- 利尿消肿 —— 水肿尿少
- 清热解毒 —— 疮疡肿毒

来源采收　本品为唇形科植物益母草的新鲜或干燥地上部分。鲜品春季幼苗期至初夏花前期采割；干品夏季茎叶茂盛、花未开或初开时采割，晒干，或切段晒干。

性味归经　苦、辛，微寒。归肝、心包、膀胱经。

用法用量　内服：煎汤，9~15g；鲜品12~40g。外用：适量，鲜品捣烂外敷。

使用注意　孕妇慎用。

桃仁
táo rén

速记歌诀

桃仁苦甘平，心肝大肠经。
活血祛瘀强，祛瘀能生新。
平喘止咳嗽，润肠通便行。
用药需注意，经多孕妇禁。

功能主治

桃仁
- 活血祛瘀 —— 经闭痛经，癥瘕痞块
- 润肠通便 —— 肺痈肠痈，跌扑损伤，肠燥便秘
- 止咳平喘 —— 咳嗽气喘

来源采收　本品为蔷薇科植物桃和或山桃的干燥成熟种子。果实成熟后采收，除去果肉和核壳，取出种子，晒干。

性味归经　苦、甘，平。归心、肝、大肠经。

用法用量　内服：煎汤，5~10g，捣碎；或入丸、散。

使用注意　孕妇慎用。

红花 hóng huā

红花味辛温，归经心和肝。活血通经脉，祛瘀止痛散。
量小偏活血，量大尤催产。治跌打损伤，疗斑疹色暗。
孕妇需慎用，胎儿保平安。

功能主治	红花	活血通经 —— 经闭，痛经，恶露不行
		散瘀止痛 —— 癥瘕痞块，胸痹心痛，瘀滞腹痛，胸胁刺痛，跌扑损伤，疮疡肿痛

来源采收　本品为菊科植物红花的干燥花。夏季花由黄变红时采摘，阴干或晒干。

性味归经　辛，温。归心、肝经。

用法用量　内服：煎汤，3~10g；或入丸、散。小剂量活血通经，大剂量破血催产。

使用注意　孕妇慎用。

牛 膝
niú   xī

牛膝苦甘平，酸入肝肾经。逐瘀通经脉，引血趋下行。
利小便通淋，补肝肾强筋。足痿肝肾亏，经闭腹痛清。
用药需注意，经多孕妇禁。

功能主治

牛 膝
- 逐瘀通经 —— 经闭，痛经
- 补肝肾，强筋骨 —— 腰膝酸痛，筋骨无力
- 利尿通淋 —— 淋证，水肿
- 引血下行 —— 头痛，眩晕，牙痛，口疮，吐血，衄血

来源采收
本品为苋科植物牛膝的干燥根，习称"怀牛膝"。冬季茎叶枯萎时采挖，除去须根和泥沙，晒干。

性味归经
苦、甘、酸，平。归肝、肾经。

用法用量
内服：煎汤，5~12g；或入丸、散。补肝肾、强筋骨，当酒制用，余皆宜生用。

使用注意
孕妇慎用。

水 蛭
shuǐ zhì

功能主治	水 蛭	破血通经 —— 血瘀经闭，癥瘕痞块
		逐瘀消癥 —— 中风偏瘫，跌扑损伤

来源采收　本品为水蛭科动物蚂蟥、水蛭或柳叶蚂蟥的干燥全体。夏、秋二季捕捉，用沸水烫死，晒干或低温干燥。

性味归经　咸、苦，平；有小毒。归肝经。

用法用量　内服：煎汤，1~3g；或入丸、散。焙干研末吞服，每次0.3~0.5g。

使用注意　孕妇禁用。

乳 香

rǔ xiāng

速记歌诀

辛苦温乳香，善疗诸恶疮。归经心肝脾，活血止痛良。
伤科之要药，善治跌打伤。消肿能生肌，除肠痈疮疡。
脓多不外敷，疮溃后勿尝。

功能
主治

乳 香 — 活血定痛 ——→ 胸痹心痛，胃脘疼痛，
痛经经闭，产后瘀阻，
癥瘕腹痛，风湿痹痛

— 消肿生肌 ——→ 筋脉拘挛，跌打损伤，
痈肿疮疡

来源
采收

本品为橄榄科植物乳香树及同属植物树皮渗出的树
脂。分为索马里乳香和埃塞俄比亚乳香，每种乳香又
分为乳香珠和原乳香。

性味
归经

辛、苦，温。归心、肝、脾经。

用法
用量

煎汤或入丸、散，3~5g；外用适量，研末调敷。

没药

mò yào

速记歌诀

没药辛苦平，归经心肝脾。活血止疼痛，消肿能生肌。
瘀滞诸痛扰，疗疮可祛瘀。疮溃后勿服，脓多数不宜。
孕妇胃弱虚，用药多禁忌。

功能主治

没药 —— 散瘀定痛 —— 胸痹心痛，胃脘疼痛，痛经经闭，产后瘀阻，癥瘕腹痛，风湿痹痛

消肿生肌 —— 跌打损伤，痈肿疮疡

来源采收　本品为橄榄科植物地丁树或哈地丁树的干燥树脂。分为天然没药和胶质没药。

性味归经　辛、苦，平。归心、肝、脾经。

用法用量　内服：煎汤，3~5g；或入丸、散，宜炒去油用。外用：适量，研末敷。

使用注意　孕妇及胃弱者慎用。

姜黄 jiāng huáng

速记歌诀

姜黄苦温辛,入走脾肝经。
散风湿通络,破血行气行。
擅治肩臂痛,刺痛跌损宁。

功能主治

姜黄
- 破血行气 —— 胸胁刺痛
- 通经止痛 —— 胸痹心痛,痛经经闭,癥瘕,风湿肩臂疼痛,跌扑肿痛

来源采收
本品为姜科植物姜黄的干燥根茎。冬季茎叶枯萎时采挖,洗净,煮或蒸至透心,晒干,除去须根。

性味归经
辛、苦,温。归脾、肝经。

用法用量
内服:煎汤,3~10g;或入丸、散。外用:适量,研末敷。

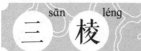

三棱 sān léng

速记歌诀

三棱辛苦平，归经肝与脾。
破血可行气，止痛消瘀积。
积聚心腹痛，气结月经闭。
治血瘀食积，畏芒硝孕忌。

功能主治

三棱 ┌ 破血行气 ── 癥瘕痞块，痛经，瘀血经闭
　　 └ 消积止痛 ── 胸痹心痛，食积胀痛

来源采收
本品为黑三棱科植物黑三棱的干燥块茎。冬季至次年春采挖，洗净，削去外皮，晒干。

性味归经
辛、苦，平。归肝、脾经。

用法用量
内服：煎汤，5~10g；或入丸、散。醋制可增强其止痛之功。

使用注意
孕妇禁用；不宜与芒硝、玄明粉同用。

鸡血藤

 jī xuè téng

速记歌诀

鸡血藤甘温，味苦归肝肾。
活血又补血，调经可止疼。
活络能舒筋，治痹痛跌损。

功能主治

鸡血藤
- 活血补血 —— 血虚萎黄
- 调经止痛 —— 月经不调，痛经，经闭
- 舒筋活络 —— 风湿痹痛，麻木瘫痪

来源采收

本品为豆科植物密花豆的干燥藤茎。秋、冬二季采收，除去枝叶，切片，晒干。

性味归经

苦、甘，温。归肝、肾经。

用法用量

内服：煎汤，9～15g，大剂量可用30g；或入丸、散，或浸酒服，或煎膏服。

苏木
sū mù

苏木甘咸平，归经心肝脾。消肿止疼痛，活血能祛瘀。
血滞经闭痛，产后瘀阻医。跌打有损伤，瘀滞肿痛祛。
配伍当慎之，孕妇有禁忌。

	功能主治	苏 木	活血祛瘀 —— 跌打损伤，骨折筋伤，产后瘀阻
			消肿止痛 —— 瘀滞肿痛，经闭痛经，胸腹刺痛，痈疽肿痛

来源采收	本品为豆科植物苏木的干燥心材。多于秋季采伐，除去白色边材，干燥。
性味归经	甘、咸，平。归心、肝、脾经。
用法用量	内服：煎汤，3~9g；或入丸、散。外用：适量，研末敷。
使用注意	孕妇慎用。

西 红 花
xī hóng huā

速记歌诀

西红花平甘，入走心和肝。活血能祛瘀，血滞瘀阻散。
凉血解毒清，治温毒发斑。解郁安神志，疗惊悸痞满。
孕妇需慎用，胎儿保平安。

功能主治

西红花
- 活血化瘀 —— 经闭癥瘕，产后瘀阻
- 凉血解毒 —— 温毒发斑
- 解郁安神 —— 忧郁痞闷，惊悸发狂

来源采收

本品为鸢尾科植物番红花的干燥柱头。开花期晴天的早晨采花，摘取柱头，盖一张薄吸水纸后晒干，或40℃~50℃烘干，或在通风处晾干。

性味归经

甘，平。归心、肝经。

用法用量

内服：煎汤，1~3g；或沸水泡服，或入丸、散。外用：适量，研末调敷。

使用注意

孕妇慎用。

五灵脂

wǔ líng zhī

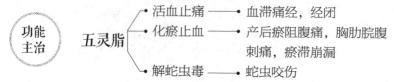

功能主治

五灵脂
- 活血止痛 —— 血滞痛经，经闭
- 化瘀止血 —— 产后瘀阻腹痛，胸肋脘腹刺痛，瘀滞崩漏
- 解蛇虫毒 —— 蛇虫咬伤

来源采收

本品为鼯鼠科动物复齿鼯鼠的干燥粪便。全年可采，但以春、秋为多，春采者品质较佳。

性味归经

苦、甘，温。归肝、脾经。

用法用量

内服：煎汤，3~10g，布包或入丸、散。外用：适量，研末调涂。活血止痛宜生用，化瘀止血宜炒用。

使用注意

孕妇慎用；不宜与人参同用。

土 鳖 虫

tǔ biē chóng

速记歌诀

土鳖虫咸寒，有小毒归肝。

通经且止痛，破血逐瘀散。

疗跌打伤损，续筋接骨塔。

孕妇当禁用，胎儿保平安。

| 功能主治 | 土鳖虫 | 破血逐瘀 —— 血瘀经闭，产后瘀阻腹痛，癥瘕痞块 |
| | | 续筋接骨 —— 跌打损伤，筋伤骨折 |

来源采收　本品为鳖蠊科昆虫地鳖或冀地鳖的雌虫干燥体。捕捉后，置沸水中烫死，晒干或烘干。

性味归经　咸，寒；有小毒。归肝经。

用法用量　内服：煎汤，3~10g；研末，每次1~1.5g；或入丸、散。

使用注意　孕妇禁用。

血 竭

xuè jié

速记歌诀

血竭咸平甘，入走心和肝。
止血散瘀积，活血定痛安。
跌打血瘀痛，生肌敛疮患。

功能主治

血　竭

- 活血定痛 —— 跌打损伤
- 化瘀止血 —— 心腹瘀痛，外伤出血
- 生肌敛疮 —— 疮疡不敛

来源采收

本品为棕榈科植物麟麟竭果实渗出的树脂经加工制成。采集成熟果实，充分晒干，加贝壳同入笼中强力振摇，松脆的红色树脂块即脱落，筛去果实鳞片及杂质，用布包起，入热水中使其软化成团，取出放冷，即为原装血竭。

性味归经

甘、咸，平。归心、肝经。

用法用量

内服：研末，1~2g；或入丸、散。外用：适量，研末撒或入膏药内贴敷。

刘寄奴
liú jì nú

功能主治

刘寄奴 —
- 破血通经 —— 经闭
- 散寒止痛 —— 产后腹痛，癥瘕，跌打损伤，创伤出血
- 消食化积 —— 食积腹痛，赤白痢疾

来源采收

本品为菊科植物奇蒿的干燥全草。于8月开花时，连根拔起，晒干，除去根及泥土，打成捆。

性味归经

苦、辛，温。归心、肝、脾经。

用法用量

内服：煎汤，3~9g；或入丸、散。外用：适量，研末调敷。

穿山甲
chuān shān jiǎ

速记歌诀

穿山甲微寒，咸入胃与肝。通络乳长流，活血癥瘕散。
排脓消痈肿，疮毒瘰疬痰。搜风通经络，疗痹痛拘挛。
孕妇宜慎用，胎儿保平安。

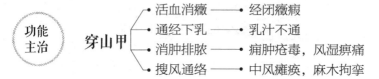

功能主治	穿山甲	活血消癥 —— 经闭癥瘕
		通经下乳 —— 乳汁不通
		消肿排脓 —— 痈肿疮毒，风湿痹痛
		搜风通络 —— 中风瘫痪，麻木拘挛

来源采收　本品为鲮鲤科动物穿山甲的鳞甲。收集鳞甲，洗净，晒干。

性味归经　咸，微寒。归肝、胃经。

用法用量　内服：煎汤，5~10g；研末，每次1~1.5g。一般炮制后用。

使用注意　孕妇慎用。本品现为国家一级保护野生动物，不再入药，仅供了解。

王 不 留 行
wáng bù liú xíng

速记歌诀

王不留行子，肝胃味苦平。
上能通乳汁，下能通闭经。
活血通经络，利小便通淋。
孕妇当慎用，胎儿保安宁。

功能主治	王不留行	活血通经 —— 经闭，痛经
		下乳消肿 —— 乳汁不下，乳痈肿痛
		利尿通淋 —— 淋证涩痛

来源采收　本品为石竹科植物麦蓝菜的干燥成熟种子。夏季果实成熟、果皮尚未开裂时采割植株，晒干，打下种子，除去杂质，再晒干。

性味归经　苦，平。归肝、胃经。

用法用量　内服：煎汤，5~10g；或入丸、散。外用：适量，耳穴埋豆。

使用注意　孕妇慎用。

月季花
yuè jì huā

功能主治

月季花 〈 活血调经 ——→ 气滞血瘀，月经不调，
痛经，闭经
疏肝解郁 ——→ 胸胁胀痛

来源采收

本品为蔷薇科植物月季的干燥花。全年均可采收，花微开时采摘，阴干或低温干燥。

性味归经

甘，温。归肝经。

用法用量

内服：煎汤，3~6g；或入丸、散。外用：适量，捣敷。

干 漆

gàn qī

速记歌诀

辛温毒干漆，归经肝和脾。
破瘀通经脉，杀虫消食积。
治虫积腹痛，疗瘀血经闭。
孕妇体敏质，用药当禁忌。

功能主治

干 漆
- 破瘀通经 —— 瘀血经闭，癥瘕积聚
- 消积杀虫 —— 虫积腹痛

来源采收

本品为漆树科植物漆树的树脂经加工后的干燥品。一般收集盛漆器具底留下的漆渣，干燥。

性味归经

辛，温；有毒。归肝、脾经。

用法用量

内服：煎汤，2~5g；入丸、散，每次0.06~0.1g。宜烧枯或炒至焦枯黑烟尽，以减其毒性。

使用注意

孕妇及对漆过敏者禁用。

自然铜

速记歌诀

自然铜辛平，入药归肝经。
散瘀血止痛，接伤骨续筋。
跌损骨折伤，瘀肿疼痛宁。

功能主治　自然铜〈─ 散瘀止痛 ──→ 瘀肿疼痛
　　　　　　　　　　　　└ 续筋接骨 ──→ 跌打损伤，筋骨折伤

来源采收　本品为硫化物类矿物黄铁矿族黄铁矿，主含二硫化铁（FeS_2）。采挖后，除去杂石。

性味归经　辛，平。归肝经。

用法用量　内服：煎汤，3~9g，打碎先煎；或醋淬研细末入散剂，每次0.3g。外用：适量，研末调敷。

264 / 400味中药超快速记忆法

第十三章 化痰止咳平喘药

半夏 bàn xià

速记歌诀

半夏毒温辛，归脾胃肺经。炮制各有别，功效记分明。
法半夏燥湿，姜制呕逆平。清半夏化痰，竹沥热痰清。
生用消痞结，痈肿痰核净。川乌草乌反，生品服慎行。

功能主治 半夏

- 燥湿化痰 —— 湿痰寒痰，咳喘痰多，痰饮眩悸，风痰眩晕，痰厥头痛；外治痈肿痰核
- 降逆止呕 —— 呕吐反胃
- 消痞散结 —— 胸脘痞闷，梅核气

来源采收	本品为天南星科植物半夏的干燥块茎。夏、秋二季采挖，洗净，除去外皮和须根，晒干。
性味归经	辛、温；有毒。归脾、胃、肺经。
用法用量	内服：煎汤，3～9g；或入丸、散。外用：适量，以生品磨汁涂或研末以酒调敷患处。
使用注意	不宜与川乌、制川乌、草乌、制草乌、附子同用；内服用制半夏，生半夏多外用，生品内服宜慎。

天南星
tiān nán xīng

速记歌诀

南星辛苦温，毒入肺脾肝。祛风止痉挛，燥湿化顽痰。
口眼㖞斜正，癫痫惊风安。痈肿蛇虫伤，外敷肿结散。
孕妇宜慎用，生品宜慎啖。

功能主治

天南星

- 燥湿化痰 —— 顽痰咳嗽，风痰眩晕，中风痰壅
- 祛风止痉 —— 口眼㖞斜，半身不遂，癫痫，惊风，破伤风
- 散结消肿 —— 外用治痈肿，蛇虫咬伤

来源采收

本品为天南星科植物天南星、异叶天南星或东北天南星的干燥块茎。秋、冬二季茎叶枯萎时采挖，干燥。

性味归经

苦、辛，温；有毒。归肺、肝、脾经。

用法用量

内服：煎汤，3~9g；或入丸、散。外用：适量，生品研末以醋或酒调敷患处。

使用注意

孕妇慎用；生品内服宜慎。

芥子 jiè zǐ

芥子肺温辛，寒痰咳喘清。
利气肿结散，通络止痛宁。
痰滞经络扰，阴疽流注停。
敷阴疽肿痛，研末醋调匀。

功能主治

芥子

温肺豁痰利气 —— 寒痰咳嗽，胸胁胀痛，痰滞经络，痰湿流注

散结通络止痛 —— 关节麻木、疼痛，阴疽肿毒

来源采收

本品为十字花科植物白芥或芥的干燥成熟种子。前者习称"白芥子"，后者习称"黄芥子"。夏末秋初果实成熟时采割植株，晒干，打下种子，除去杂质。

性味归经

辛，温。归肺经。

用法用量

内服：煎汤，3~9g；或入丸、散。外用：适量，研末调敷。

桔梗
jié gěng

功能主治

桔梗
- 宣肺 —— 胸闷不畅
- 利咽 —— 咽痛音哑
- 祛痰 —— 咳嗽痰多
- 排脓 —— 肺痈吐脓

来源采收

本品为桔梗科植物桔梗的干燥根。春、秋二季采挖，洗净，除去须根，趁鲜剥去外皮或不去外皮，干燥。

性味归经

苦、辛，平。归肺经。

用法用量

内服：煎汤，3~10g；或入丸、散。

旋覆花
xuán fù huā

速记歌诀

独降旋覆花，肺胃大肠脾。
微温苦咸辛，降气止呕逆。
消痰咳喘宁，行水除胸痞。
入药宜包煎，咽喉少刺激。

功能主治

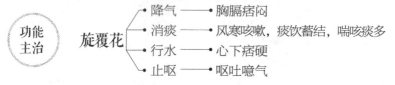

旋覆花 —— 降气 —— 胸膈痞闷
　　　　消痰 —— 风寒咳嗽，痰饮蓄结，喘咳痰多
　　　　行水 —— 心下痞硬
　　　　止呕 —— 呕吐噫气

来源采收　本品为菊科植物旋覆花或欧亚旋覆花的干燥头状花序。夏、秋二季花开放时采收，除去杂质，阴干或晒干。

性味归经　苦、辛、咸，微温。归肺、脾、胃、大肠经。

用法用量　内服：煎汤，3~9g，包煎；或入丸、散。

瓜蒌

guā lóu

功能主治

瓜蒌

- 清热涤痰 —— 肺热咳嗽，痰浊黄稠
- 宽胸散结 —— 胸痹心痛，结胸痞满，乳痈，肺痈，肠痈
- 润燥滑肠 —— 大便秘结

来源采收

本品为葫芦科植物栝楼或双边栝楼的干燥成熟果实。秋季果实成熟时，连果梗剪下，置通风处阴干。果皮称瓜蒌皮，种子称瓜蒌仁，皮、仁合称全瓜蒌。

性味归经

甘、微苦，寒。归肺、胃、大肠经。

用法用量

内服：煎汤，瓜蒌皮6~12g，瓜蒌仁9~15g，全瓜蒌9~15g；或入丸、散。瓜蒌皮长于清肺化痰，利气宽胸；瓜蒌仁长于润肺化痰，润肠通便；全瓜蒌兼具两者功效。

使用注意

不宜与川乌、制川乌、草乌、制草乌、附子同用。

川 贝 母

chuān bèi mǔ

速记歌诀

川贝母苦甘，归心肺微寒。可清热润肺，能止咳化痰。
肺热燥咳除，虚劳咳嗽安。消痈散郁结，肿痛瘰疬斩。
配伍有禁忌，川乌草乌反。

功能主治	川贝母		
	清热润肺 ——	肺热燥咳，阴虚劳嗽
	化痰止咳 ——	干咳少痰，痰中带血
	散结消痈 ——	瘰疬，乳痈，肺痈

来源采收	本品为百合科植物川贝母、暗紫贝母、甘肃贝母、梭砂贝母、太白贝母或瓦布贝母的干燥鳞茎。夏、秋二季或积雪融化后采挖，除去须根、粗皮及泥沙，晒干或低温干燥。
性味归经	苦、甘，微寒。归肺、心经。
用法用量	内服：煎汤，3～10g；研粉冲服，一次1～2g；或入丸、散。
使用注意	不宜与川乌、制川乌、草乌、制草乌、附子同用。

浙 贝 母
zhè bèi mǔ

功能主治

浙贝母 ┌ 清热化痰止咳 ——→ 风热咳嗽，痰火咳嗽
       └ 解毒散结消痈 ——→ 肺痈疮毒，乳痈瘰疬

来源采收

本品为百合科植物浙贝母的干燥鳞茎。初夏植株枯萎时采挖，洗净。大者除去芯芽（大贝），小者不去芯芽（珠贝），分别除去外皮，拌以锻过的贝壳粉，吸去擦出的浆汁，干燥；或取鳞茎，大小分开，洗净，除去芯芽，趁鲜切成厚片，洗净，干燥，习称"浙贝片"。

性味归经

苦，寒。归肺、心经。

用法用量

内服：煎汤，5~10g；或入丸、散。

使用注意

不宜与川乌、制川乌、草乌、制草乌、附子同用。

竹茹
zhú rú

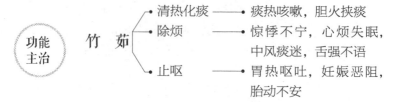

功能主治

竹 茹
- 清热化痰 —— 痰热咳嗽，胆火挟痰
- 除烦 —— 惊悸不宁，心烦失眠，中风痰迷，舌强不语
- 止呕 —— 胃热呕吐，妊娠恶阻，胎动不安

来源采收

本品为禾本科植物青秆竹、大头典竹或淡竹的茎秆的干燥中间层。全年均可采制，取新鲜茎，除去外皮，将稍带绿色的中间层刮成丝条，或削成薄片，捆扎成束，阴干。前者称"散竹茹"，后者称"齐竹茹"。

性味归经

甘，微寒。归肺、胃、心、胆经。

用法用量

内服：煎汤，5~10g；或入丸、散。化痰宜生用，止呕宜姜汁制。

白 附 子
bái fù zǐ

速记歌诀

白附子温辛，入走胃肝经。可燥湿化痰，能祛风止痉。
治口眼㖞斜，疗面部百病。毒蛇伤痛医，瘰疬痰核清。
孕妇宜慎用，内服忌生品。

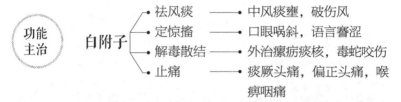

功能主治 白附子
- 祛风痰 —— 中风痰壅，破伤风
- 定惊搐 —— 口眼㖞斜，语言謇涩
- 解毒散结 —— 外治瘰疬痰核，毒蛇咬伤
- 止痛 —— 痰厥头痛，偏正头痛，喉痹咽痛

来源采收　本品为天南星科植物独角莲的干燥块茎。秋季采挖，除去须根及外皮，晒干。

性味归经　辛，温；有毒。归胃、肝经。

用法用量　内服：煎汤，一般炮制后用，3～6g；或入丸、散。外用：生品适量捣烂，熬膏或研末以酒调敷患处。

使用注意　孕妇慎用。生品内服宜慎。

竹 沥
zhú lì

速记歌诀

竹沥味甘寒，可清热滑痰。
归经心肺胃，润燥消咳喘。
中风痫狂止，镇惊除渴烦。

功能主治

竹 沥 —— ·清热化痰 —— 肺热痰壅咳喘，中风痰迷，惊痫癫狂

来源采收

本品为禾本科植物新鲜青秆竹、淡竹等茎秆经火烤所流出的液汁。

性味归经

甘，寒。归心、肺、胃经。

用法用量

内服：煎汤，30～60g，冲服。

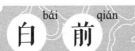

白 前
bái qián

功能主治	白 前	降气 —— 肺气壅实
		消痰 —— 咳嗽痰多
		止咳 —— 胸满喘急

来源采收　本品为萝藦科植物柳叶白前或芫花叶白前的干燥根茎和根。秋季采挖，洗净，晒干。

性味归经　辛、苦，微温。归肺经。

用法用量　内服：煎汤，3~10g；或入丸、散。

前 胡
qián hú

速记歌诀

前胡味苦辛，微寒归肺经。
降气祛痰饮，宣散风热清。
痰热喘满除，感冒咳嗽停。

功能主治

前 胡 ⎰ 降气化痰 —— 痰热喘满，咯痰黄稠
        ⎱ 散风清热 —— 风热咳嗽痰多

来源采收

本品为伞形科植物白花前胡的干燥根。冬季至次春茎叶枯萎或未抽花茎时采挖，除去须根，洗净，晒干或低温干燥。

性味归经

苦、辛，微寒。归肺经。

用法用量

内服：煎汤，3～10g；或入丸、散。

昆布
kūn bù

功能主治	昆 布	• 消痰软坚散结 —— • 瘿瘤，瘰疬，睾丸肿痛
		• 利水消肿 —— • 痰饮水肿

来源采收　本品为海带科植物海带或翅藻科植物昆布的干燥叶状体。夏、秋二季采捞，晒干。

性味归经　咸，寒。归肝、胃、肾经。

用法用量　内服：煎汤，6~12g；或入丸、散。

海藻

hǎi zǎo

速记歌诀

海藻苦咸寒，归经胃肾肝。
瘰疬瘿瘤除，软坚消痰顽。
睾丸疝痛扫，利水消肿安。
配伍有禁忌，入药甘草反。

功能主治　海藻 — 消痰软坚散结 —— 瘿瘤，瘰疬，睾丸肿痛
　　　　　　　　　　— 利水消肿 —— 痰饮水肿

来源采收　本品为马尾藻科植物海蒿子或羊栖菜的干燥藻体。前者习称"大叶海藻"，后者习称"小叶海藻"。夏、秋二季采捞，除去杂质，洗净，晒干。

性味归经　苦、咸，寒。归肝、胃、肾经。

用法用量　内服：煎汤，6~12g；或入丸、散。

使用注意　不宜与甘草同用。

天竺黄
tiān zhú huáng

功能主治

天竺黄 〈 清热豁痰 —— 热病神昏，中风痰迷
凉心定惊 —— 小儿痰热惊痫，抽搐，夜啼

来源采收

本品为禾本科植物青皮竹或华思劳竹等杆内的分泌液干燥后的块状物。秋、冬二季采收。

性味归经

甘，寒。归心、肝经。

用法用量

内服：煎汤，3～9g；研末吞服，每次0.6～1g；或入丸、散。

黄 药 子

huáng yào zǐ

功能主治	黄药子	化痰软坚散结 —— 瘿瘤
		清热解毒 —— 咽喉肿痛，疮痈肿毒，毒蛇咬伤
		凉血止血 —— 血热吐衄、咯血

来源采收　本品为薯蓣科植物黄独的干燥块茎。夏末至冬初均可采挖，以9～11月产者为佳。将块茎挖出，去掉茎叶，洗净泥土，横切成厚约1～1.5cm之片，晒干。

性味归经　苦，寒；有小毒。归肺、肝经。

用法用量　内服：煎汤，5～15g；研末，1～2g，或入丸、散。
外用：适量，研末调敷，或鲜品捣敷。

瓦楞子

wǎ léng zǐ

速记歌诀

瓦楞子咸平，归经肺胃肝。软坚散结好，瘰疬瘿瘤散。
能消痰化瘀，治久咳顽痰。煅制酸止痛，疗胃痛泛酸。
入汤宜先煎，确保药效堪。

功能主治	瓦楞子		
	消痰化瘀 ——	顽痰胶结，黏稠难咯
	软坚散结 ——	瘿瘤，瘰疬，癥瘕痞块
	制酸止痛 ——	胃痛泛酸

来源采收　本品为蚶科动物毛蚶、泥蚶或魁蚶的贝壳。秋、冬至次年春捕捞，洗净，置沸水中略煮，去肉，干燥。

性味归经　咸，平。归肺、胃、肝经。

用法用量　内服：煎汤，9~15g，打碎先煎；研末，1~3g。消痰化瘀、软坚散结宜生用，制酸止痛宜煅用。

海 蛤 壳

hǎi gé qiào

速记歌诀

蛤壳苦咸寒，归肾胃肺端。可清热化痰，治痰火咳喘。
能软坚散结，瘰疬瘿瘤散。消肿利小便，除水肿胀满。
煅制酸止痛，疗胃痛吞酸。外收湿敛疮，细粉患处拌。

功能主治

海蛤壳
- 清热化痰 —— 痰火咳嗽，痰中带血
- 软坚散结 —— 瘰疬瘿瘤
- 制酸止痛 —— 胸胁疼痛，胃痛吞酸
- 收湿敛疮 —— 外治湿疹，烫伤

来源采收
本品为帘蛤科动物文蛤、青蛤的贝壳。夏、秋二季捕捞，去肉，洗净，晒干。

性味归经
苦、咸，寒。归肺、肾、胃经。

用法用量
内服：煎汤，6~15g，先煎，蛤粉包煎。外用：适量，研极细粉撒布或油调后敷患处。

附注
本品药典收载名称为"蛤壳"。

海浮石

hǎi fú shí

功能主治

海浮石
- 清热化痰 —— 肺热咳喘
- 软坚散结 —— 瘰疬结核
- 通淋 —— 淋证

来源采收

本品为胞孔科动物脊突苔虫的干燥骨骼或火山喷出的岩浆形成的多孔状石块。全年可采，以夏季为多。自海中捞出，拣净晒干。

性味归经

咸，寒。归肺经。

用法用量

内服：煎汤，6~9g，打碎先下；或入丸、散。

礞石

méng shí

速记歌诀

礞石咸平甘，归经肺心肝。
可平肝镇惊，能下气消痰。
治惊风癫痫，疗气逆咳喘。
孕妇当忌服，关乎胎儿安。

功能主治	礞石	消痰下气 —— 顽痰、老痰胶结之气逆咳喘
		平肝镇惊 —— 惊风抽搐，癫痫发狂

来源采收　本品为变质岩类黑云片岩与绿泥石化云母碳酸盐片岩，或蛭石片岩与水黑云母片岩。前两者称青礞石，后两者称金礞石。采挖后，除去杂石和泥沙。

性味归经　甘、咸，平。归肺、心、肝经。

用法用量　内服：煎汤，10～15g，打碎布包，先下；入丸、散，1.5～3g。

使用注意　孕妇忌服。

苦杏仁
kǔ xìng rén

速记歌诀

苦杏仁微温，小毒肺大肠。

咳嗽气喘停，止咳平喘良。

肠燥便秘清，润肠便通畅。

入煎宜后下，服用勿过量。

功能主治

苦杏仁 降气止咳平喘 —— 咳嗽气喘，胸满痰多

润肠通便 —— 肠燥便秘

来源采收

本品为蔷薇科植物山杏、西伯利亚杏、东北杏或杏的干燥成熟种子。夏季采收成熟果实，除去果肉和核壳，取出种子，晒干。

性味归经

苦，微温；有小毒。归肺、大肠经。

用法用量

内服，煎汤，5~10g，生品入煎剂后下；或入丸、散。

使用注意

内服不宜过量，以免中毒。

百部
bǎi bù

功能主治

百部
- 润肺下气止咳 —— 新久咳嗽，肺痨咳嗽，顿咳
- 杀虫灭虱 —— 外用于头虱，体虱，蛲虫病，阴痒

蜜百部 —— 润肺止咳 —— 阴虚劳嗽

来源采收

本品为百部科植物直立百部、蔓生百部或对叶百部的干燥块根。春、秋二季采挖，除去须根，洗净，置沸水略烫或蒸至无白心，取出，晒干。

性味归经

甘、苦，微温。归肺经。

用法用量

内服，煎汤，3~9g；或入丸、散。外用：适量，水煎或酒浸，或研末敷。久咳虚喘宜蜜炙用，杀虫灭虱宜生用。

紫苏子

zǐ sū zǐ

功能主治

紫苏子
- 降气化痰 —— 痰壅气逆
- 止咳平喘 —— 咳嗽气喘
- 润肠通便 —— 肠燥便秘

来源采收

本品为唇形科植物紫苏的干燥成熟果实。秋季果实成熟时采收，除去杂质，晒干。

性味归经

辛，温。归肺经。

用法用量

内服，煎汤，3~10g，打碎；或入丸、散。

桑白皮

sāng bái pí

速记歌诀

桑白皮甘寒，泻肺能平喘。
入药归肺经，利水消肿满。
蜜炙痰咳清，生用肿满安。

功能主治

桑白皮 ⟨ 泻肺平喘 —— 肺热喘咳
利水消肿 —— 水肿胀满尿少，面目肌肤浮肿

来源采收

本品为桑科植物桑的干燥根皮。秋末叶落时至次春发芽前采挖根部，刮去黄棕色粗皮，纵向剖开，剥取根皮，晒干。

性味归经

甘，寒。归肺经。

用法用量

内服，煎汤，6~12g；或入丸、散。泻肺平喘宜蜜炙用，利水消肿宜生用。

葶苈子
ting lì zi

功能主治

葶苈子 {
- 泻肺平喘 —— 痰涎壅肺，喘咳痰多，胸胁胀满
- 行水消肿 —— 不得平卧，胸腹水肿，小便不利

来源采收

本品为十字花科植物播娘蒿或独行菜的干燥成熟种子。前者习称"南葶苈子"，后者习称"北葶苈子"。夏季果实成熟时采割植株，晒干，搓出种子，除去杂质。

性味归经

辛、苦，大寒。归肺、膀胱经。

用法用量

内服，煎汤，3~10g，布包；或入丸、散。

紫菀
zǐ wǎn

紫菀辛苦温，入药归肺经。
润肺下气行，化痰止咳平。
生用外感咳，蜜炙久嗽宁。

功能主治

紫 菀
- 润肺下气 —— 新久咳嗽
- 消痰止咳 —— 痰多喘咳，劳嗽咳血

来源采收

本品为菊科植物紫菀的干燥根和根茎。春、秋二季采挖，除去有节的根茎（习称"母根"）和泥沙，编成辫状晒干，或直接晒干。

性味归经

辛、苦，温。归肺经。

用法用量

内服，煎汤，5~10g；或入丸、散。外感暴咳宜生用，肺虚久咳宜蜜炙用。

款冬花

kuǎn dōng huā

功能主治

款冬花
- 润肺下气 —— 新久咳嗽
- 止咳化痰 —— 喘咳痰多，劳嗽咳血

来源采收

本品为菊科植物款冬的干燥花蕾。12月或地冻前当花尚未出土时采挖，除去花梗和泥沙，阴干。

性味归经

辛、微苦，温。归肺经。

用法用量

内服，煎汤，5~10g；或入丸、散。外感暴咳宜生用，肺虚久咳宜蜜炙用。

枇杷叶
pí pá yè

功能主治	枇杷叶	清肺止咳 —— 肺热咳嗽，烦热口渴
		降逆止呕 —— 胃热呕逆，气逆喘急

来源采收　本品为蔷薇科植物枇杷的干燥叶。全年均可采收，晒至七、八成干时，扎成小把，再晒干。

性味归经　苦，微寒。归肺、胃经。

用法用量　内服，煎汤，6~10g；或入丸、散。止咳宜蜜炙用，止呕宜生用。

马兜铃

mǎ dōu líng

速记歌诀

马兜铃微寒，苦入肺大肠。
清肺化痰饮，止咳平喘良。
肺热肺虚医，清肠疗痔疮。
肾脏有损害，孕婴幼皆伤。

功能主治

马兜铃
- 清肺降气 —— 肺热咳喘
- 止咳平喘 —— 痰中带血
- 清肠消痔 —— 肠热痔血，痔疮肿痛

来源采收

本品为马兜铃科植物北马兜铃或马兜铃的干燥成熟果实。秋季果实由绿变黄时采收，干燥。

性味归经

苦，微寒。归肺、大肠经。

用法用量

内服，煎汤，3~9g；或入丸、散。肺虚有热咳喘宜蜜炙用，清肺降气、清肠消痔宜生用。

使用注意

本品具有肾毒性，应在专业医生指导下使用。

| 使用注意 | 本品含马兜铃酸，可引起肾脏损害等不良反应；儿童及老年人慎用；孕妇、婴幼儿及肾功能不全者禁用。 |

| 附注 | 含马兜铃酸的中药材主要有广防己、青木香、天仙藤、马兜铃、寻骨风、朱砂莲等。2004年，国家取消了广防己、青木香的药用标准。国家对含马兜铃、寻骨风、天仙藤和朱砂莲4种药材的中成药品种，实行处方药管理。 |

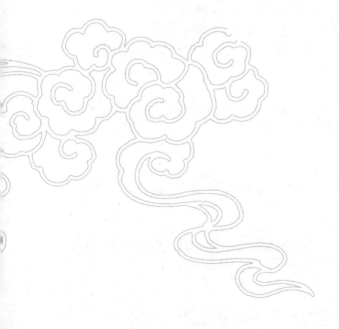

白 果

bái guǒ

速记歌诀

白果肺肾经，味甘苦涩平。炒用或生用，捣去壳膜心。
敛肺咳喘定，止带缩尿频。治气逆痰多，带下白浊清。
生食果有毒，咀嚼须慎行。

功能主治

白果 — 敛肺定喘 —— 痰多喘咳
止带缩尿 —— 带下白浊，遗尿尿频

来源采收

本品为银杏科植物银杏的干燥成熟种子。秋季种子成熟时采收，除去肉质外种皮，洗净，稍蒸或略煮后，烘干。

性味归经

甘、苦、涩，平；有毒。归肺、肾经。

用法用量

内服，煎汤，5~10g，打碎；或入丸、散。生用毒性大，炒用毒性减弱。入药时须去除外层种皮以及内层的薄皮和心芽。

使用注意

生食有毒。

胖大海
pàng dà hǎi

功能
主治

胖大海
- 清热润肺 —— 肺热声哑，干咳无痰，头痛目赤
- 利咽开音 —— 咽喉干痛
- 润肠通便 —— 热结便闭

来源
采收

本品为梧桐科植物胖大海的干燥成熟种子。4~6月，由开裂的果实上采取成熟的种子，晒干。

性味
归经

甘，寒。归肺、大肠经。

用法
用量

内服，煎汤，2~3枚，或沸水泡。

洋金花
yáng jīn huā

速记歌诀

有毒洋金花，色白形喇叭。辛温入肺肝，外科作针麻。
止咳平哮喘，卷烟吸效佳。祛风解痉宁，风湿痹痛拔。
小儿慢惊风，用它不用怕。入药禁忌多，对症仔细查。

功能主治	洋金花	• 平喘止咳 —— • 哮喘咳嗽
		• 解痉定痛 —— • 脘腹冷痛，风湿痹痛，小儿慢惊
		• 外科麻醉

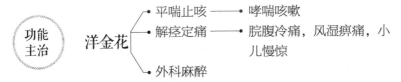

来源采收　本品为茄科植物白花曼陀罗的干燥花。4～11月花初开时采收，晒干或低温干燥。

性味归经　辛，温；有毒。归肺、肝经。

用法用量　内服：入丸、散，0.3～0.6g；亦可作卷烟分次燃吸（每日不超过1.5g）。外用：适量，煎汤洗或研末调涂。

使用注意　孕妇、外感及痰热咳喘、青光眼、高血压及心动过速患者禁用。

第十四章

安神药

朱砂

zhū shā

速记歌诀

朱砂甘微寒，有毒归心经。清热可解毒，安神能镇心。
惊痫癫狂止，胸中烦热清。疮疡肿毒解，恶疮咽痛尽。
入药禁忌多，对症细查明。

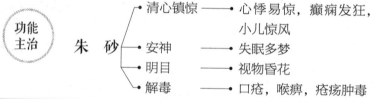

功能主治	朱砂	清心镇惊 —— 心悸易惊，癫痫发狂，小儿惊风
		安神 —— 失眠多梦
		明目 —— 视物昏花
		解毒 —— 口疮，喉痹，疮疡肿毒

来源采收　本品为硫化物类矿物辰砂族辰砂，主含硫化汞（HgS）。采挖后，选取纯净者，用磁铁吸净含铁的杂质，再用水淘去杂石和泥沙。

性味归经　甘，微寒；有毒。归心经。

用法用量　内服：研末冲，或入丸、散，0.1～0.5g；不宜入煎剂。外用：适量，干掺，或调敷，或喷喉。

使用注意　本品有毒，不宜大量服用，也不宜少量久服；孕妇及肝肾功能不全者禁用。

磁　石
ci　shi

速记歌诀

磁石味咸寒，归经心肾肝。镇惊安神志，惊悸失眠安。
可平肝潜阳，治视物目暗。能纳气平喘，疗肾虚耳患。
潜阳宜生用，纳气醋淬煅。

功能主治　磁　石
- 镇惊安神 —— 惊悸失眠
- 平肝潜阳 —— 头晕目眩，视物昏花
- 聪耳明目 —— 耳鸣耳聋
- 纳气平喘 —— 肾虚气喘

来源采收　本品为氧化物类矿物尖晶石族磁铁矿，主含四氧化三铁(Fe_3O_4)。采挖后，除去杂石。

性味归经　咸，寒。归肝、心、肾经。

用法用量　内服：煎汤，9~30g，打碎先下；入丸、散，每次1~3g。潜阳安神宜生用，聪耳明目、纳气定喘宜醋淬后用。

龙骨

lóng gǔ

龙骨性微寒，甘涩归心肝。镇惊安神志，惊悸癫狂安。
平肝潜阳堪，除晕眩躁烦。收敛固涩强，止精带崩汗。
镇惊平肝生，固涩敛疮煅。

功能
主治

龙骨
- 镇惊安神 —— 心神不安，心悸失眠，惊痫，癫狂
- 平肝潜阳 —— 烦躁易怒，头晕目眩
- 收敛固涩 —— 自汗，盗汗，遗精，带下，崩漏
- 收湿敛疮 —— 湿疮湿疹，疮疡溃后不敛

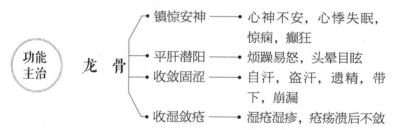

来源采收　本品为古代大型哺乳动物东方剑齿象、犀牛等的骨骼化石。挖出后，除去泥土及杂质。

性味归经　甘、涩，微寒。归心、肝经。

用法用量　内服：煎汤，15～30g，打碎先下。外用：适量，煅后研末干掺。镇惊安神、平肝潜阳宜生用，收敛固涩、收湿敛疮宜煅用。

琥珀 hǔ pò

功能主治

琥珀
- 安神定惊 —— 惊悸失眠，惊风癫痫
- 活血散瘀 —— 血滞经闭，癥瘕
- 利尿通淋 —— 小便不利，癃闭

来源采收

本品为古代松科植物等的树脂化石样物质。从地层或煤层中挖出后，除去砂石、泥土等杂质。

性味归经

甘，平。归心、肝、膀胱经。

用法用量

内服：研末冲，或入丸、散，1.5~3g；不入煎剂。
外用：适量，研末干掺，或调敷。

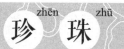

珍珠

珍珠甘咸寒，归经心和肝。安神能定惊，惊悸癫痫安。
明目消翳障，目赤肿痛缓。解毒敛疮疡，生肌不溃烂。
润肤驻容颜，皮肤祛色斑。

功能主治	珍 珠		
	安神定惊 ——	惊悸失眠，惊风癫痫	
	明目消翳 ——	目赤翳障	
	解毒生肌 ——	疮疡不敛	
	润肤祛斑 ——	皮肤色斑	

来源采收　本品为珍珠贝科动物马氏珍珠贝、蚌科动物三角帆蚌或褶纹冠蚌等双壳类动物受刺激形成的珍珠。自动物体内取出，洗净，干燥。

性味归经　甘、咸，寒。归心、肝经。

用法用量　内服：研末冲，或入丸、散，0.1～0.3g。外用：适量，研末干掺，或水飞点眼、吹喉。

酸枣仁
suān zǎo rén

功能主治

酸枣仁
- 养心补肝 —— 虚烦不眠
- 宁心安神 —— 惊悸多梦
- 敛汗 —— 体虚多汗
- 生津 —— 津伤口渴

来源采收

本品为鼠李科植物酸枣的干燥成熟种子。秋末冬初采收成熟果实，除去果肉和核壳，收集种子，晒干。

性味归经

甘、酸，平。归肝、胆、心经。

用法用量

内服：煎汤，10~15g；研末，每次1~1.5g；或入丸、散。

远志 yuǎn zhì

远志苦辛温，归经心肺肾。
安神益人智，医健忘烦闷。
祛痰开心窍，治痰阻诸证。
消散痛疽肿，疗疮疡乳疼。

功能主治	远 志	安神益智 —— 健忘惊悸，神志恍惚
		交通心肾 —— 心肾不交引起的失眠多梦
		祛痰 —— 咳痰不爽
		消肿 —— 疮疡肿毒，乳房肿痛

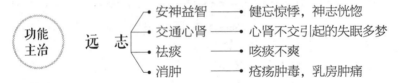

来源采收　本品为远志科植物远志或卵叶远志的干燥根。春、秋二季采挖，除去须根和泥沙，晒干。

性味归经　苦、辛，温。归心、肾、肺经。

用法用量　内服：煎汤，3~10g；或入丸、散。外用：适量，研末调敷。

柏子仁
bǎi zǐ rén

功能主治

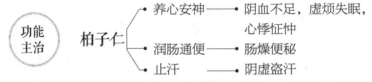

柏子仁 —— 养心安神 —— 阴血不足，虚烦失眠，心悸怔忡
—— 润肠通便 —— 肠燥便秘
—— 止汗 —— 阴虚盗汗

来源采收　本品为柏科植物侧柏的干燥成熟种仁。秋、冬二季采收成熟种子，晒干，除去种皮，收集种仁。

性味归经　甘，平。归心、肾、大肠经。

用法用量　内服：煎汤，3~10g；或入丸、散。

夜交藤
yè jiāo téng

功能主治

夜交藤
- 养心安神 —— 虚烦失眠多梦
- 祛风通络 —— 血虚身痛肢麻，风湿痹痛

来源采收

本品为蓼科植物何首乌的干燥藤茎，又名首乌藤。带叶的藤茎，于夏、秋采取。但商品大都用藤茎，于秋季叶落后割取，除去细枝、残叶，切成长约70cm的段落，捆成把，晒干。

性味归经

甘，平。归心、肝经。

用法用量

内服：煎汤，9~15g；或入丸、散。

合 欢 皮
hé huān pí

速记歌诀

合欢皮甘平，归心肝肺经。
安神解忧郁，睡眠得安宁。
活血消肿痛，痈疮跌伤清。

功能主治

合欢皮 〈 解郁安神 —— 心神不安，忧郁失眠
　　　　 活血消肿 —— 肺痈，疮肿，跌扑伤痛

来源采收

本品为豆科植物合欢的干燥树皮。夏、秋二季剥取，晒干。

性味归经

甘，平。归心、肝、肺经。

用法用量

内服：煎汤，6~12g；或入丸、散。外用：适量，研末调敷。

灵芝

功能主治

灵 芝
- 补气安神 —— 心神不宁，失眠心悸，不思饮食
- 止咳平喘 —— 肺虚咳喘，虚劳短气

来源采收

本品为多孔菌科真菌赤芝或紫芝的干燥子实体。全年采收，除去杂质，剪除附有朽木、泥沙或培养基质的下端菌柄，阴干或在40℃～50℃烘干。

性味归经

甘，平。归心、肺、肝、肾经。

用法用量

内服：煎汤，6～12g。

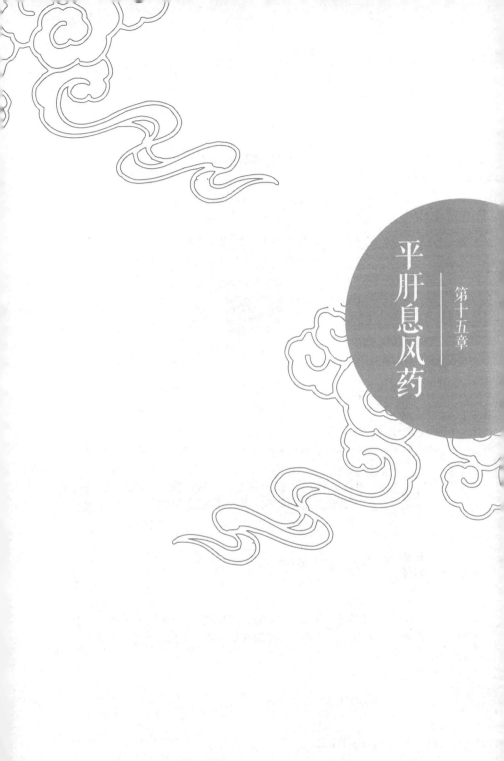

平肝息风药

第十五章

石决明

shí jué míng

速记歌诀

石决明咸寒，入药归经肝。
清热平肝阳，医目眩神安。
肝火目赤翳，肝虚目昏暗。
平肝宜生用，点眼水飞煅。

功能主治

石决明
- 平肝潜阳 —— 头痛眩晕
- 清肝明目 —— 目赤翳障，视物昏花，青盲雀目

来源采收

本品为鲍科动物杂色鲍、皱纹盘鲍、羊鲍、澳洲鲍、耳鲍或白鲍的贝壳。夏、秋二季捕捞，去肉，洗净，干燥。

性味归经

咸，寒。归肝经。

用法用量

内服：煎汤，6~20g，打碎先煎；或入丸、散。外用：适量，点眼。平肝清肝宜生用，点眼应煅后水飞用。

牡 蛎 mǔ lì

速记歌诀

牡蛎咸微寒，归经肾肝胆。重镇安神志，镇惊睡眠安。
平肝潜阳能，治虚热躁烦。软坚可散结，消瘰祛顽痰。
收敛固涩强，止精带崩汗。制酸止疼痛，疗胃痛泛酸。
入药碎先煎，收敛制酸煅。

功能主治

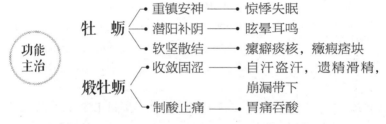

牡 蛎	重镇安神 —— 惊悸失眠
	潜阳补阴 —— 眩晕耳鸣
	软坚散结 —— 瘰疬痰核，癥瘕痞块
煅牡蛎	收敛固涩 —— 自汗盗汗，遗精滑精，崩漏带下
	制酸止痛 —— 胃痛吞酸

来源采收

本品为牡蛎科动物长牡蛎、大连湾牡蛎或近江牡蛎的贝壳。全年均可捕捞，去肉，洗净，晒干。

性味归经

咸，微寒。归肝、胆、肾经。

用法用量

内服：煎汤，9~30g，打碎先煎；或入丸、散。

赭石 zhě shí

赭石性苦寒，经心肺胃肝。平肝潜阳能，降逆呃喘宽。
凉血止血良，吐衄崩漏缓。平肝降逆生，止血宜用煅。
入汤宜先煎，孕服有后患。

功能主治

赭 石
- 平肝潜阳 —— 眩晕耳鸣
- 重镇降逆 —— 呕吐，噫气，呃逆，喘息
- 凉血止血 —— 吐血，衄血，崩漏下血

来源采收

本品为氧化物类矿物刚玉族赤铁矿，主含三氧化二铁（Fe_2O_3）。采挖后，除去杂石。

性味归经

苦，寒。归肝、心、肺、胃经。

用法用量

内服：煎汤，9~30g，打碎先煎；或入丸、散。平肝、降逆宜生用，止血宜煅用。

使用注意

孕妇慎用。

珍珠母

zhēn zhū mǔ

速记歌诀

珍珠母咸寒，归经心和肝。平肝潜阳能，晕眩耳鸣缓。
安神能定惊，惊悸入眠安。明目退翳障，视物不花幻。
打碎宜先煎，收湿敛疮煅。

功能主治

珍珠母
- 平肝潜阳 —— 头痛眩晕
- 安神定惊 —— 惊悸失眠
- 明目退翳 —— 目赤翳障，视物昏花

来源采收

本品为蚌科动物三角帆蚌、褶纹冠蚌或珍珠贝科动物马氏珍珠贝的贝壳。去肉，洗净，干燥。

性味归经

咸，寒。归肝、心经。

用法用量

内服：煎汤，10～25g，打碎先煎；或入丸、散。外用：适量，研末掺，或调敷。平肝潜阳、清肝明目、安神定惊宜生用，收湿敛疮宜煅用。

蒺藜

蒺藜 ji li

速记歌诀

蒺藜微温辛，小毒苦肝经。
解郁疏肝平，祛风双目明。
散风止瘙痒，胸胁乳胀停。

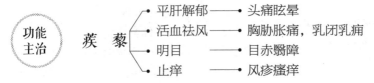

功能主治　蒺藜

- 平肝解郁 —— 头痛眩晕
- 活血祛风 —— 胸胁胀痛，乳闭乳痈
- 明目 —— 目赤翳障
- 止痒 —— 风疹瘙痒

来源采收　本品为蒺藜科植物蒺藜的干燥成熟果实。秋季果实成熟时采割植株，晒干，打下果实，除去杂质。

性味归经　辛、苦，微温；有小毒。归肝经。

用法用量　内服：煎汤，6~10g；或入丸、散。

罗布麻叶
luó bù má yè

速记歌诀

甘苦罗布麻，利水降血压。
性凉归肝经，平肝热不怕。
饮用简易行，煎汤或泡茶。

功能主治

罗布麻叶 → 平肝安神 —— 肝阳眩晕，心悸失眠
　　　　 → 清热利水 —— 浮肿尿少

来源采收

本品为夹竹桃科植物罗布麻的干燥叶。夏季采收，除去杂质，干燥。

性味归经

甘、苦，凉。归肝经。

用法用量

内服：煎汤，6~12g；或开水泡服。

羚羊角
líng yáng jiǎo

羚羊角咸寒，归经心和肝。浸蒸钢锉屑，磨汁研粉啖。
平肝内息风，凉血清热安。清肝明双目，头晕目眩缓。
治神昏谵狂，疗温毒发斑。

功能主治	羚羊角	平肝息风 —— 肝风内动，惊痫抽搐， 妊娠子痫，高热痉厥， 癫痫发狂
		清肝明目 —— 头痛眩晕，目赤翳障
		散血解毒 —— 温毒发斑，痈肿疮毒

来源采收	本品为牛科动物赛加羚羊的角。猎取后锯取其角，晒干。

性味归经	咸，寒。归肝、心经。

用法用量	内服：煎汤，1~3g，宜另煎2小时以上，与煎好的药液合兑；磨汁或研粉服，每次0.3~0.6g；也可入丸、散。

钩藤 gōu téng

速记歌诀

钩藤性凉甘，入走心包肝。
息风定惊痫，小儿抽搐安。
清热平肝阳，治风热外感。
入汤宜后下，久煎显效难。

功能主治

钩藤
- 息风定惊 —— 肝风内动，惊痫抽搐，高热惊厥，感冒夹惊，小儿惊啼，妊娠子痫
- 清热平肝 —— 头痛眩晕

来源采收

本品为茜草科植物钩藤、大叶钩藤、毛钩藤、华钩藤或无柄果钩藤的干燥带钩茎枝。秋、冬二季采收，去叶，切段，晒干。

性味归经

甘，凉。归肝、心包经。

用法用量

内服：煎汤，3~12g，后下；或入丸、散。

天 麻
tiān má

功能主治

天 麻

- 息风止痉 —— 小儿惊风，癫痫抽搐，破伤风
- 平抑肝阳 —— 头痛眩晕
- 祛风通络 —— 手足不遂，肢体麻木，风湿痹痛

来源采收

本品为兰科植物天麻的干燥块茎。立冬后至次年清明前采挖，立即洗净，蒸透，敞开低温干燥。

性味归经

甘，平。归肝经。

用法用量

内服：煎汤，3~10g；研末，每次1~1.5g；也可入丸、散。

全蝎

_{quán} _{xiē}

速记歌诀

全蝎味辛平，有毒归肝经。惊风破伤风，息风能止痉。
疮疡瘰疬患，攻毒散结清。风湿顽痹痛，通络止痛定。
中风口歪医，孕妇服用禁。

功能主治

全蝎

- 息风镇痉 —— 肝风内动，痉挛抽搐，
  小儿惊风，中风口歪，
  半身不遂，破伤风
- 通络止痛 —— 风湿顽痹，偏正头痛
- 攻毒散结 —— 疮疡，瘰疬

来源采收

本品为钳蝎科动物东亚钳蝎的干燥体。春末至秋初捕捉，除去泥沙，沸水或沸盐水煮至全身僵硬，阴干。

性味归经

辛，平；有毒。归肝经。

用法用量

内服：煎汤，3~6g；研末，每次0.6~1g；也可入丸、散。外用：适量，研末外敷。

使用注意

孕妇禁用。

蜈 蚣

wú gōng

蜈蚣性温辛，有毒归肝经。惊风破伤风，息风能止痉。
疮疡瘰疬患，攻毒散结灵。风湿顽痹痛，通络止痛定。
中风口歪医，蛇虫伤毒清。入药去头足，孕妇服用禁。

功能主治	蜈 蚣	息风镇痉 ——	肝风内动，痉挛抽搐，小儿惊风，中风口歪，半身不遂，破伤风
		通络止痛 ——	风湿顽痹，偏正头痛
		攻毒散结 ——	疮疡，瘰疬，蛇虫咬伤

来源采收　本品为蜈蚣科动物少棘巨蜈蚣的干燥体。春、夏二季捕捉，用竹片插入头尾，绷直，干燥。

性味归经　辛，温；有毒。归肝经。

用法用量　内服：煎汤，3~5g；研末，每次0.6~1g；也可入丸、散。外用：适量，研末调敷。

使用注意　孕妇禁用。

地龙

速记歌诀

地龙味咸寒，经脾膀胱肝。
清热定惊功，惊风癫狂安。
利尿平喘咳，通络止痉宁。
节痹肢麻木，入药诸痛缓。

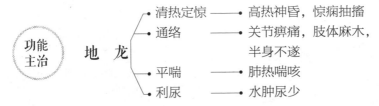

功能主治

地龙
- 清热定惊 —— 高热神昏，惊痫抽搐
- 通络 —— 关节痹痛，肢体麻木，半身不遂
- 平喘 —— 肺热喘咳
- 利尿 —— 水肿尿少

来源采收
本品为钜蚓科动物参环毛蚓、通俗环毛蚓、威廉环毛蚓或栉盲环毛蚓的干燥体。前一种习称"广地龙"，后三种习称"沪地龙"。广地龙春季至秋季捕捉，沪地龙夏季捕捉，及时剖开腹部，除去内脏和泥沙，洗净，晒干或低温干燥。

性味归经
咸，寒。归肝、脾、膀胱经。

用法用量
内服：煎汤，干品5~10g，鲜品9~20g；研末，每次1~2g。外用：适量，鲜品捣敷。

僵蚕
jiāng cán

速记歌诀

僵蚕咸辛平，归肝肺胃经。息风止痉挛，诸风痫惊停。
祛风止疼痛，明目咽痛定。化痰散肿结，瘰疬痰核清。
风疹瘙痒证，天虫尤善行。

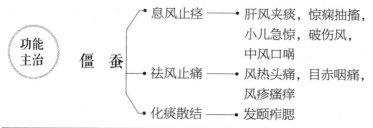

功能主治

僵蚕

- 息风止痉 —— 肝风夹痰，惊痫抽搐，小儿急惊，破伤风，中风口㖞
- 祛风止痛 —— 风热头痛，目赤咽痛，风疹瘙痒
- 化痰散结 —— 发颐痄腮

来源采收　本品为蚕蛾科昆虫家蚕4~5龄的幼虫感染（或人工接种）白僵菌而致死的干燥体。多于春、秋季生产，将感染白僵菌病死的蚕干燥。

性味归经　咸、辛，平。归肝、肺、胃经。

用法用量　内服：煎汤，5~9g；研末，每次1~1.5g。散风热宜生用，余皆炒用。

第十六章

开窍药

麝 香
shè xiāng

麝香性温辛，入走心脾经。开窍醒脑神，活血经通行。
热病神昏治，痰厥暴厥醒。跌损痹痛疗，疮肿瘰疬清。
多入丸散剂，孕妇服用禁。

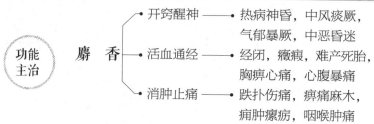

功能主治	麝 香	开窍醒神 ——→	热病神昏，中风痰厥， 气郁暴厥，中恶昏迷
		活血通经 ——→	经闭，癥瘕，难产死胎， 胸痹心痛，心腹暴痛
		消肿止痛 ——→	跌扑伤痛，痹痛麻木， 痈肿瘰疬，咽喉肿痛

来源采收	本品为鹿科动物林麝、马麝或原麝成熟雄体香囊中的干燥分泌物。野麝多在冬季至次春猎取，割取香囊，阴干。
性味归经	辛，温。归心、脾经。
用法用量	内服：0.03~0.1g，多入丸散用。外用适量。
使用注意	孕妇禁用。

冰片 bīng piàn

功能主治	冰 片	开窍醒神 —— 热病神昏、惊厥，中风痰厥，气郁暴厥，中恶昏迷
		清热止痛 —— 胸痹心痛，目赤，口疮，咽喉肿痛，耳道流脓

来源采收	本品为龙脑香科植物龙脑香树脂加工品或其树干木屑经蒸馏冷却所得的结晶。
性味归经	辛、苦，微寒。归心、脾、肺经。
用法用量	内服：0.15～0.3g，入丸、散用，不入煎剂。外用：适量，研末干掺或调敷患处。
使用注意	孕妇慎用。

石菖蒲
shí chāng pú

速记歌诀

菖蒲苦温辛，入走胃与心。
化湿能和胃，开窍神安宁。
健忘失眠医，神昏癫痫停。
善治噤口痢，可疗耳聋鸣。

功能主治

石菖蒲
- 开窍豁痰 —→ 神昏癫痫，耳鸣耳聋
- 醒神益智 —→ 健忘失眠
- 化湿开胃 —→ 脘痞不饥，噤口下痢

来源采收

本品为天南星科植物石菖蒲的干燥根茎。秋、冬二季采挖，除去须根和泥沙，晒干。

性味归经

辛、苦，温。归心、胃经。

用法用量

内服：煎汤，3~10g，鲜品加倍；或入丸、散。

苏合香
^{sū hé xiāng}

功能主治

苏合香

- 开窍辟秽 —— 中风痰厥，猝然昏倒，惊痫
- 止痛 —— 胸痹心痛，胸腹冷痛

来源采收

本品为金缕梅科植物苏合香树的树干渗出的香树脂经加工精制而成。

性味归经

辛，温。归心、脾经。

用法用量

内服：入丸、散，0.3~1g，不入煎剂。

安息香
ān xī xiāng

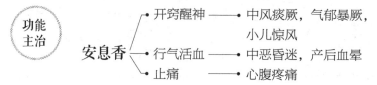

功能主治

安息香
├─ 开窍醒神 ——→ 中风痰厥，气郁暴厥，小儿惊风
├─ 行气活血 ——→ 中恶昏迷，产后血晕
└─ 止痛 ——→ 心腹疼痛

来源采收

本品为安息香科植物白花树的干燥树脂。树干经自然损伤或于夏、秋二季割裂树干，收集流出的树脂，阴干。

性味归经

辛、苦，平。归心、脾经。

用法用量

内服：入丸、散，0.6~1.5g，不入煎剂。

补虚药

第十七章

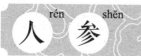

人参 rén shēn

速记歌诀

人参大补气，经肺心肾脾。微温微苦甘，益肺补脾虚。
生津止消渴，安神增智力。配伍附子用，回阳能救逆。
脾虚无食欲，肺虚喘咳医。神衰梦惊悸，有恙贵调理。
畏灵恶莱皂，反藜卜茶忌。

功能主治

人　参
- 大补元气 —— 体虚欲脱，久病虚羸
- 复脉固脱 —— 肢冷脉微
- 补脾益肺 —— 脾虚食少，肺虚喘咳
- 生津养血 —— 津伤口渴，内热消渴，气血亏虚
- 安神益智 —— 惊悸失眠，阳痿宫冷

来源采收

本品为五加科植物人参的干燥根和根茎。多于秋季采挖，洗净经晒干或烘干。栽培的俗称"园参"；播种在山林野生状态下自然生长的称"林下山参"，习称"籽海"。园参除去支根，晒干或烘干，称"生晒参"，如不除去支根晒干或烘干，则称"全须生晒参"；林下参多加工成全须生晒参。近来研究用真空冷冻干燥法加工人参，可防止有效成分总皂苷的损失，提高产品质量，其产品称"冻干参"或"活性参"。

性味归经

甘、微苦，微温。归脾、肺、心、肾经。

用法用量

内服：煎汤，3~9g，大补元气可用15~30g，文火另煎兑服；也可研粉吞服，一次2g，一日2次；或入丸、散。野生人参功效最佳，多用于挽救虚脱；生晒人参性较平和，适用于气阴不足者；红参药性偏温，多用于气阳两虚者。

使用注意

服用人参时，不宜饮茶和食白萝卜。反藜芦，畏五灵脂，恶莱菔子、皂荚，均忌同服。

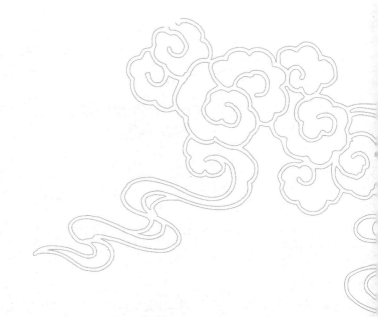

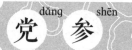

dǎng shēn

党参

速记歌诀

党参归肺脾，健脾补元气。甘平生津血，益肺不亏虚。
脾虚食少倦，肺虚咳喘急。血虚面萎黄，气津伤渴医。
功能代人参，畏灵脂反藜。

| 功能主治 | 党参 | 健脾益肺 ——→ 脾肺气虚，食少倦怠，咳嗽虚喘 |
| | | 养血生津 ——→ 气血不足，心悸气短，津伤口渴，内热消渴 |

来源采收	本品为桔梗科植物党参、素花党参或川党参的干燥根。秋季采挖，洗净，晒干。
性味归经	甘，平。归脾、肺经。
用法用量	内服：煎汤，9~30g；或入丸、散。
使用注意	不宜与藜芦同用。

黄芪

huáng qí

微温甘黄芪，归经肺和脾。升阳大补气，气陷虚乏力。
固表能止汗，自汗盗汗敌。痈疽溃不敛，托毒巧生肌。
利水消肿痛，水肿小便利。生津养血旺，津血两不虚。
脱肛血崩漏，芪到可升提。

功能主治	黄芪	补气升阳 —— 气虚乏力，中气下陷
		利水消肿 —— 食少便溏，气虚水肿
		固表止汗 —— 表虚自汗，久泻脱肛
		生津养血 —— 便血崩漏，内热消渴，血虚萎黄
		行滞通痹 —— 半身不遂，痹痛麻木
		托毒排脓 —— 痈疽难溃
		敛疮生肌 —— 久溃不敛

来源采收	本品为豆科植物蒙古黄芪或膜荚黄芪的干燥根。春、秋二季采挖，除去须根和根头，晒干。
性味归经	甘，微温。归肺、脾经。
用法用量	内服：煎汤，9～30g；或入丸、散。补气升阳宜蜜炙用，其他宜生用。

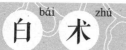

白 术
bái zhú

速记歌诀

白术苦甘温，归经胃与脾。燥湿利水患，健脾益中气。
食少便溏停，倦怠乏无力。表虚自汗止，安胎补气虚。
健脾益气炒，止泻焦相宜。生用多利水，入药莫忘记。

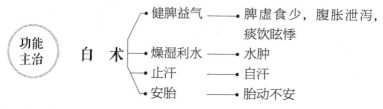

功能主治	白　术	健脾益气 —— 脾虚食少，腹胀泄泻，痰饮眩悸
		燥湿利水 —— 水肿
		止汗 —— 自汗
		安胎 —— 胎动不安

来源采收　本品为菊科植物白术的干燥根茎。冬季下部叶枯黄、上部叶变脆时采挖，除去泥沙，烘干或晒干，再除去须根。

性味归经　苦、甘，温。归脾、胃经。

用法用量　内服：煎汤，6～12g；或入丸、散。健脾益气宜炒用，健脾止泻宜炒焦用，燥湿利水宜生用。

山药

shān yào

速记歌诀

山药味甘平，归脾肺肾经。气虚阴虚补，益气且生津。
食少便溏停，肺虚喘咳清。治肾虚尿频，止白带涩精。
麸炒健脾胃，生用宜补阴。

功能主治

山 药
- 补脾养胃 —— 脾虚食少，久泻不止
- 生津益肺 —— 肺虚喘咳，虚热消渴
- 补肾涩精 —— 肾虚遗精，带下，尿频

麸炒
山药 —— 补脾健胃 —— 脾虚食少，泄泻便溏，白带过多

来源采收

本品为薯蓣科植物薯蓣的干燥根茎。冬季茎叶枯萎后采挖，切去根头，洗净，除去外皮和须根，干燥，习称"毛山药"；或除去外皮，趁鲜切厚片，干燥，称为"山药片"；也有选择肥大顺直的干燥山药，置清水中，闷透，晒干打光，习称"光山药"。

性味归经

甘，平。归脾、肺、肾经。

用法用量

内服：煎汤，15～30g；或入丸、散。健脾止泻宜炒用，补阴宜生用。

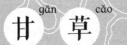

速记歌诀

甘草味甘平，经心肺胃脾。祛痰止咳喘，补脾益中气。
气虚心动悸，脾虚乏无力。清热解诸毒，缓急止痛奇。
药中和事佬，诸药无伦比。解毒宜生用，炙补气缓急。
藻戟遂芫反，配伍有禁忌。

功能主治	甘草	补脾益气 —— 脾胃虚弱，倦怠乏力， 祛痰止咳 　心悸气短，咳嗽痰多
		清热解毒 —— 痈肿疮毒
		缓急止痛 —— 脘腹、四肢挛急疼痛
		调和诸药 —— 缓解药物毒性、烈性

来源采收	本品为豆科植物甘草、胀果甘草或光果甘草的干燥根和根茎。春、秋二季采挖，除去须根，晒干。
性味归经	甘，平。归心、肺、脾、胃经。
用法用量	内服：煎汤，2~10g；或入丸、散。泻火解毒宜生用，补气缓急宜炙用。
使用注意	不宜与海藻、京大戟、红大戟、甘遂、芫花同用。

西洋参
xī yáng shēn

功能主治

西洋参 补气养阴 —— 气虚阴亏，虚热烦倦
清热生津 —— 咳喘痰血，内热消渴，口燥咽干

来源采收

本品为五加科植物西洋参的干燥根。均系栽培品，秋季采挖，洗净，晒干或低温干燥。

性味归经

甘、微苦，凉。归心、肺、肾经。

用法用量

内服：煎汤，3~6g，另煎兑服；或入丸、散。

使用注意

不宜与藜芦同用。

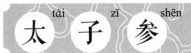

太子参
tài zǐ shēn

速记歌诀

太子参甘平，微苦肺脾经。
健脾补益气，润肺且生津。
脾虚无食欲，止汗疗渴饮。
心悸失眠安，肺虚咳嗽清。

| 功能主治 | 太子参 | ·益气健脾 —— | 脾虚体倦，食欲不振，病后虚弱，气阴不足 |
| | | ·生津润肺 —— | 自汗口渴，肺燥干咳 |

来源采收　本品为石竹科植物孩儿参的干燥块根。夏季茎叶大部分枯萎时采挖，洗净，除去须根，置沸水中略烫后晒干或直接晒干。

性味归经　甘、微苦，平。归脾、肺经。

用法用量　内服：煎汤，9～30g；或入丸、散。

刺 五 加
cì wǔ jiā

功能主治

刺五加
- 益气健脾 —— 脾肺气虚，体虚乏力，食欲不振，心脾不足
- 补肾安神 —— 肺肾两虚，久咳虚喘，肾虚腰膝酸痛，失眠多梦

来源采收

本品为五加科植物刺五加的干燥根和根茎或茎。春、秋二季采收，洗净，干燥。

性味归经

辛、微苦，温。归脾、肾、心经。

用法用量

内服：煎汤，9~27g；或浸酒，或入丸、散。

大枣 dà zǎo

大枣味甘温，归经心胃脾。养血安神志，补中益元气。
气血两相补，调和诸药宜。脾虚乏无力，食少便溏稀。
血虚面萎黄，妇人脏躁医。

功能主治　大枣 ─┬ 补中益气 ── 脾虚食少，乏力便溏
　　　　　　　　　　└ 养血安神 ── 妇人脏躁

来源采收　本品为鼠李科植物枣的干燥成熟果实。秋季果实成熟时采收，晒干。

性味归经　甘，温。归脾、胃、心经。

用法用量　内服：煎汤，6~15g；或入丸、散。入丸剂当去皮、核，捣烂。

白 扁 豆
bái biǎn dòu

功能主治

白扁豆
- 健脾化湿 —— 脾胃虚弱，食欲不振，大便溏泻，白带过多
- 和中消暑 —— 暑湿吐泻，胸闷腹胀

炒白扁豆
- 健脾化湿 —— 脾虚泄泻，白带过多

来源采收

本品为豆科植物扁豆的干燥成熟种子。秋、冬二季采收成熟果实，晒干，取出种子，再晒干。

性味归经

甘，微温。归脾、胃经。

用法用量

内服：煎汤，9~15g；或入丸、散。健脾化湿宜炒用，消暑解毒宜生用。

蜂蜜 fēng mì

平甘甜蜂蜜，经肺大肠脾。润肺止咳嗽，能补中缓急。
滑肠通大便，乌头药毒驱。肺燥干咳止，肠燥便秘医。
疮疡烫伤疗，敛疮可生肌。内服宜用熟，外涂生鲜宜。

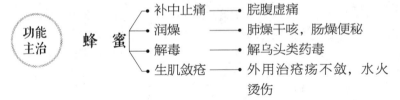

功能主治

蜂蜜
- 补中止痛 —— 脘腹虚痛
- 润燥 —— 肺燥干咳，肠燥便秘
- 解毒 —— 解乌头类药毒
- 生肌敛疮 —— 外用治疮疡不敛，水火烫伤

来源采收：本品为蜜蜂科昆虫中华蜜蜂或意大利蜂所酿的蜜。春至秋季采收，滤过。

性味归经：甘，平。归肺、脾、大肠经。

用法用量：内服：15～30g。冲服；或入丸剂、膏剂。外用：适量，局部外涂。内服宜用熟蜜，外涂宜用新鲜生蜜。

饴糖 _{yí} _{táng}

功能主治

饴　糖
- 补脾益气 —— 劳倦伤脾，气短乏力
- 缓急止痛 —— 虚寒腹痛
- 润肺止咳 —— 肺虚咳嗽，干咳无痰

来源采收

本品为米、麦、粟或玉粟黍等粮食经发酵糖化而成。

性味归经

甘，温。归脾、胃、肺经。

用法用量

内服：入汤剂，30~60g，分次烊化冲服；或入丸、散。

红景天
hóng jǐng tiān

速记歌诀

红景天苦甘，益气能平喘。
平入肺心经，活血通脉安。
治气虚血瘀，疗中风偏瘫。
胸痹心痛定，倦怠气喘缓。

功能主治

红景天 〈
- 益气活血 —— 气虚血瘀，胸痹心痛
- 通脉平喘 —— 中风偏瘫，倦怠气喘

来源采收

本品为景天科植物大花红景天的干燥根和根茎。秋季花茎凋枯后采挖，除去粗皮，洗净，晒干。

性味归经

甘、苦，平。归肺、心经。

用法用量

内服：煎汤，3~6g；或入丸、散。

绞股蓝

jiǎo gǔ lán

功能主治	**绞股蓝**	• 健脾益气 —— 气虚乏力，气津两虚
		• 祛痰止咳 —— 痰热咳喘，燥痰劳咳
		• 清热解毒 —— 热毒疮痈，癌肿

来源采收　本品为葫芦科植物绞股蓝的干燥全草。9~10月采集，洗净，晒干。

性味归经　甘、苦，寒。归脾、肺、肾经。

用法用量　内服：煎汤，15~30g；研末吞服，3~6g；也可沸水浸泡代茶饮。

鹿茸 lù róng

鹿茸甘咸温，归经肝和肾。壮阳益精血，强筋调冲任。
治阳痿滑精，疗不孕宫冷。神疲耳目眩，肾虚腰腿疼。
温补托疮毒，解阴疽疮困。

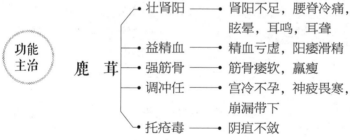

功能主治　鹿茸
- 壮肾阳 —— 肾阳不足，腰脊冷痛，眩晕，耳鸣，耳聋
- 益精血 —— 精血亏虚，阳痿滑精
- 强筋骨 —— 筋骨痿软，羸瘦
- 调冲任 —— 宫冷不孕，神疲畏寒，崩漏带下
- 托疮毒 —— 阴疽不敛

来源采收	本品为鹿科动物梅花鹿或马鹿的雄鹿未骨化密生茸毛的幼角。前者习称"花鹿茸"，后者习称"马鹿茸"。夏、秋二季锯取鹿茸，经加工后，阴干或烘干。
性味归经	甘、咸，温。归肾、肝经。
用法用量	内服：1~2g，研末冲服；或入丸、散。

肉苁蓉

_{ròu} _{cōng} _{róng}

功能主治

肉苁蓉
- 补肾阳 —— 肾阳不足
- 益精血 —— 精血亏虚，阳痿不孕，腰膝酸软，筋骨无力
- 润肠通便 —— 肠燥便秘

来源采收

本品为列当科植物肉苁蓉或管花肉苁蓉的干燥带鳞叶的肉质茎。春季苗刚出土时或秋季冻土之前采挖，除去茎尖。切段，晒干。

性味归经

甘、咸，温。归肾、大肠经。

用法用量

内服：煎汤，6～10g；或入丸、散。

淫羊藿
yín yáng huò

速记歌诀

淫羊藿甘辛，温归肝肾经。
补肾阳不足，祛风湿强筋。
治命门虚衰，疗阳痿遗精。
筋骨痿软除，风寒痹痛清。

功能主治

淫羊藿
- 补肾阳 —— 肾阳虚衰，阳痿遗精
- 强筋骨 —— 筋骨痿软
- 祛风湿 —— 风湿痹痛，麻木拘挛

来源采收

本品为小檗科植物淫羊藿、箭叶淫羊藿、柔毛淫羊藿或朝鲜淫羊藿的干燥叶。夏、秋季茎叶茂盛时采收，晒干或阴干。

性味归经

辛、甘，温。归肝、肾经。

用法用量

内服：煎汤，6~10g；或入丸、散。

杜仲 dù zhòng

速记歌诀

杜仲性温甘，归经肾和肝。
补肾强筋骨，降压保胎安。
治筋骨无力，疗腰膝酸软。
炒用疗效佳，孕漏当炒炭。

功能主治

杜仲
- 补肝肾 —— 肝肾不足，腰膝酸痛，头晕目眩
- 强筋骨 —— 筋骨无力
- 安胎 —— 妊娠漏血，胎动不安

来源采收

本品为杜仲科植物杜仲的干燥树皮。4~6月剥取，刮去粗皮，堆置"发汗"至内皮呈紫褐色，晒干。

性味归经

甘，温。归肝、肾经。

用法用量

内服：煎汤，6~10g；或入丸、散。炒用疗效较生用为佳。

续断
xù duàn

速记歌诀

续断性微温，苦辛归肝肾。补肝肾强筋，续折伤止崩。
酒制风痹痛，筋骨折伤损。盐炒肝肾补，腰膝酸软疼。
金疮痈疽医，关节麻不仁。

功能主治

续断
- 补肝肾 —— 肝肾不足
- 强筋骨 —— 腰膝酸软，风湿痹痛
- 续折伤 —— 跌扑损伤，筋伤骨折
- 止崩漏 —— 崩漏，胎漏

酒续断 —— 风湿痹痛，跌扑损伤，筋伤骨折

盐续断 —— 腰膝酸软

来源采收

本品为川续断科植物川续断的干燥根。秋季采挖，除去根头和须根，用微火烘至半干，堆置"发汗"至内部变绿色时，再烘干。

性味归经

苦、辛，微温。归肝、肾经。

用法用量

内服：煎汤，9～15g；或入丸、散。外用：适量，研末敷。补肝肾宜盐水炒，续折伤宜酒炒。

补骨脂
bǔ gǔ zhī

速记歌诀

补骨脂苦辛，温入肾脾经。
助阳温补肾，缩尿且固精。
纳气平咳喘，温脾泄泻停。
白癜风斑秃，外涂补骨酊。

功能
主治

补骨脂

- 温肾助阳 —— 肾阳不足，阳痿遗精，
  遗尿尿频，腰膝冷痛
- 纳气平喘 —— 肾虚作喘
- 温脾止泻 —— 五更泄泻
- 消风祛斑 —— 外用治白癜风，斑秃

来源
采收

本品为豆科植物补骨脂干燥成熟果实。秋季果实成熟
时采收果序，晒干，搓出果实，除去杂质。

性味
归经

辛、苦，温。归肾、脾经。

用法
用量

内服：煎汤，6~10g；或入丸、散。外用：20%~30%
酊剂涂患处。

益智仁
yì zhì rén

功能主治

益智仁 ┌ 暖肾固精缩尿 —— 肾虚遗尿，小便频数，遗精白浊
       └ 温脾止泻摄唾 —— 脾寒泄泻，腹中冷痛，口多唾涎

来源采收

本品为姜科植物益智的干燥成熟果实。夏、秋间果实由绿变红时采收，晒干或低温干燥。

性味归经

辛，温。归脾、肾经。

用法用量

内服：煎汤，3~10g；或入丸、散。

蛤 蚧 ^{gé} ^{jiè}

功能主治	蛤 蚧	补肺益肾 —— 肺肾不足
		纳气定喘 —— 虚喘气促，劳嗽咳血
		助阳益精 —— 阳痿，遗精

来源采收　本品为壁虎科动物蛤蚧的干燥体。全年均可捕捉，除去内脏，拭净，用竹片撑开，使全体扁平顺直，低温干燥。

性味归经　咸，平。归肺、肾经。

用法用量　内服：煎汤，3~6g；研末，每次1~2g；多入丸、散或酒剂，浸酒每次1~2对。

菟丝子
tù sī zǐ

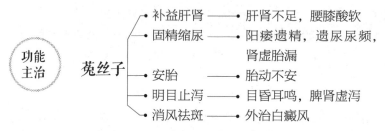

功能主治

菟丝子
- 补益肝肾 —— 肝肾不足，腰膝酸软
- 固精缩尿 —— 阳痿遗精，遗尿尿频，肾虚胎漏
- 安胎 —— 胎动不安
- 明目止泻 —— 目昏耳鸣，脾肾虚泻
- 消风祛斑 —— 外治白癜风

来源采收

本品为旋花科植物南方菟丝子或菟丝子的干燥成熟种子。秋季果实成熟时采收植株，晒干，打下种子，除去杂质。

性味归经

辛、甘、平。归肝、肾、脾经。

用法用量

内服：煎汤，6～12g；或入丸、散。外用：适量，酒浸外涂。

巴戟天
bā jǐ tiān

速记歌诀

巴戟天甘辛，微温肝肾经。
补肾阳不足，祛风湿强筋。
治阳痿遗精，疗宫冷不孕。
筋骨痿软除，风寒痹痛清。

功能主治

巴戟天
- 补肾阳 —— 阳痿遗精，宫冷不孕，月经不调
- 强筋骨 —— 少腹冷痛，筋骨痿软
- 祛风湿 —— 风湿痹痛

来源采收

本品为茜草科植物巴戟天的干燥根。全年均可采挖，洗净，除去须根，晒至六七成干，轻轻捶扁，晒干。

性味归经

甘、辛，微温。归肾、肝经。

用法用量

内服：煎汤，3～10g；或入丸、散。

锁 阳
suǒ yáng

功能主治

锁阳

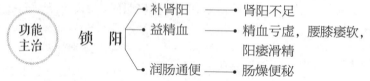

- 补肾阳 —— 肾阳不足
- 益精血 —— 精血亏虚，腰膝痿软，阳痿滑精
- 润肠通便 —— 肠燥便秘

来源采收

本品为锁阳科植物锁阳的干燥肉质茎。春季采挖，除去花序，切段，晒干。

性味归经

甘，温。归肝、肾、大肠经。

用法用量

内服：煎汤，5~10g；或入丸、散。

骨碎补
gǔ suì bǔ

速记歌诀

骨碎补温苦，骨碎伤可续。

入走肝肾经，止痛疗伤骨。

牙松耳鸣聋，强骨肝肾补。

斑秃白癜风，消风祛斑除。

功能主治	骨碎补	疗伤止痛 —— 跌扑闪挫，筋骨折伤，肾虚腰痛
		补肾强骨 —— 筋骨痿软，耳鸣耳聋，牙齿松动
		消风祛斑 —— 外治斑秃，白癜风

来源采收　本品为水龙骨科植物槲蕨的干燥根茎。全年均可采挖，除去泥沙，干燥或再燎去茸毛（鳞片）。

性味归经　苦，温。归肝、肾经。

用法用量　内服：煎汤，3～9g；或入丸、散。外用：适量，捣烂敷或晒干研末敷；也可浸酒搽。

冬虫夏草
dōng chóng xià cǎo

甘平冬虫草，益肾补肺妙。
入走肺肾经，止血化痰疗。
阳痿腰膝痛，咯血肺虚劳。
煎汤或炖服，治亏虚显效。

功能
主治

冬虫
夏草

• 补肾益肺 —— 肾虚精亏，阳痿遗精，
　　　　　　　腰膝酸痛

• 止血化痰 —— 久咳虚喘，劳嗽咯血

来源
采收

本品为麦角菌科真菌冬虫夏草菌寄生在蝙蝠蛾科昆虫幼虫上的子座和幼虫尸体的干燥复合体。夏初子座出土、孢子未发散时挖取，晒至六七成干，除去似纤维状的附着物及杂质，晒干或低温干燥。

性味
归经

甘，平。归肺、肾经。

用法
用量

内服：煎汤，3~9g，或与鸡、鸭、猪肉等炖服；或入丸、散。

核桃仁 hé táo rén

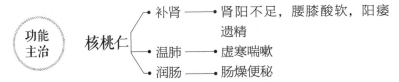

功能主治

核桃仁
- 补肾 —— 肾阳不足，腰膝酸软，阳痿遗精
- 温肺 —— 虚寒喘嗽
- 润肠 —— 肠燥便秘

来源采收

本品为胡桃科植物胡桃的干燥成熟种子。秋季果实成熟时采收，除去肉质果皮，晒干，再除去核壳和木质隔膜。

性味归经

甘，温。归肾、肺、大肠经。

用法用量

内服：煎汤，6~9g；或入丸、散。定喘止咳宜连皮用，润肠通便宜去皮用。

紫河车

zǐ hé chē

速记歌诀

紫河车咸甘，温入肺肾肝。
温肾补精亏，益气血脉安。
赢瘦面萎黄，骨蒸劳嗽喘。
治精亏不孕，疗阳痿腰酸。

功能主治

紫河车
- 温肾补精 —— 虚劳赢瘦，阳痿遗精
- 益气养血 —— 不孕少乳，久咳虚喘，骨蒸劳嗽，面色萎黄，食少气短

来源采收

本品为健康人的干燥胎盘。将新鲜胎盘除羊膜和脐带，反复冲洗至去净血液，蒸或置沸水中略煮后，干燥。

性味归经

甘、咸，温。归肺、肝、肾经。

用法用量

内服：研末，2~3g；或装入胶囊；或入丸、散。如用鲜品，每次半个至一个，水煮食。

沙苑子
shā yuàn zǐ

速记歌诀

沙苑子甘温，归经肝和肾。
补肾可固精，养肝明目能。
医遗精带下，治肾虚腰疼。
治目暗不明，疗眼花头昏。

功能主治

沙苑子
- 补肾助阳 —— 肾虚腰痛，遗精早泄
- 固精缩尿 —— 遗尿尿频，白浊带下
- 养肝明目 —— 眩晕，目暗昏花

来源采收

本品为豆科植物扁茎黄芪的干燥成熟种子。秋末冬初果实成熟尚未开裂时采割植株，晒干，打下种子，除去杂质，晒干。

性味归经

甘，温。归肝、肾经。

用法用量

内服：煎汤，9~15g；或入丸、散。

仙茅

xiān máo

功能主治	仙茅	补肾阳 —— 阳痿精冷
		强筋骨 —— 筋骨痿软，腰膝冷痛
		祛寒湿 —— 阳虚冷泻

来源采收　本品为石蒜科植物仙茅的干燥根茎。秋、冬二季采挖，除去根头和须根，洗净，干燥。

性味归经　辛，热；有毒。归肾、肝、脾经。

用法用量　内服：煎汤，3～10g；或入丸、散。

狗 脊
gǒu *jǐ*

速记歌诀

甘温苦狗脊，祛风强腰膝。
入走肝肾经，补益肝肾虚。
缩尿止带崩，壮阳疗湿痹。

功能主治

$$狗\ 脊\begin{cases}祛风湿 —— 风湿痹痛 \\ 补肝肾 —— 腰膝酸软 \\ 强腰膝 —— 下肢无力\end{cases}$$

来源采收

本品为蚌壳蕨科植物金毛狗脊的干燥根茎。秋、冬二季采挖，除去泥沙，干燥；或去硬根、叶柄及金黄色绒毛，切厚片，干燥，为"生狗脊片"；蒸后晒至六、七成干，切厚片，干燥，为"熟狗脊片"。

性味归经

苦、甘，温。归肝、肾经。

用法用量

内服：煎汤，6~12g；或入丸、散。

海 马

hǎi mǎ

功能
主治

海 马
- 温肾壮阳 —— 阳痿，遗尿，肾虚作喘
- 散结消肿 —— 癥瘕积聚，跌扑损伤；外治痈肿疔疮

来源
采收

本品为海龙科动物线纹海马、刺海马、大海马、三斑海马或小海马（海蛆）的干燥体。夏、秋二季捕捞，洗净，晒干；或除去皮膜和内脏，晒干。

性味
归经

甘、咸，温。归肝、肾经。

用法
用量

内服：煎汤，3~9g；研末，每次1~1.5g。外用：适量，研末敷患处。

当 归
dāng guī

功能主治

当归
- 补血活血 —— 血虚萎黄，眩晕心悸，虚寒腹痛，风湿痹痛，跌扑损伤，痈疽疮疡
- 调经止痛 —— 月经不调，经闭痛经
- 润肠通便 —— 肠燥便秘

酒当归 —— 活血通经 —— 经闭痛经，风湿痹痛，跌扑损伤

来源采收：本品为伞形科植物当归的干燥根。秋末采挖，除去须根和泥沙，待水分稍蒸发后，捆成小把，上棚，用烟火慢慢熏干。

性味归经：甘、辛，温。归肝、心、脾经。

用法用量：内服：煎汤，6~12g；或入丸、散。当归身补血，当归尾破血，全当归活血。一般宜生用，活血通经宜酒炒。

熟 地 黄
shú di huáng

速记歌诀

熟地黄微温，味甘归肝肾。滋阴补肾阳，补精填髓能。
晕悸带漏崩，血虚劳咳损。盗汗遗精止，潮热消渴证。
治须发早白，疗耳鸣目昏。

功能主治

熟地黄

补血滋阴 ——→ 血虚萎黄，心悸怔忡，
月经不调，崩漏下血，
肝肾阴虚，腰膝酸软

补精填髓 ——→ 骨蒸潮热，盗汗遗精，
消渴，眩晕，耳鸣，须
发早白

来源采收
本品为生地黄的炮制加工品

性味归经
甘，微温。归肝、肾经。

用法用量
内服：煎汤，9～15g；或入丸、散。宜与健脾胃药如
砂仁、陈皮等同用。

何首乌

速记歌诀

首乌肝心肾，苦甘涩微温。
肝肾心血亏，补益精血能。
治须发早白，疗眼花头昏。
解毒截久疟，肠燥便秘润。

功能主治

生何首乌
- 解毒消痈 —— 疮痈，瘰疬，风疹瘙痒
- 截疟 —— 久疟体虚
- 润肠 —— 肠燥便秘

制何首乌
- 补肝肾 —— 血虚萎黄
- 益精血 —— 眩晕耳鸣
- 乌须发 —— 须发早白
- 强筋骨 —— 腰膝酸软，肢体麻木
- 化浊降脂 —— 崩漏带下，高脂血症

来源采收

本品为蓼科植物何首乌的干燥块根。秋、冬二季叶枯萎时采挖，削去两端，洗净，个大的切成块，干燥。

性味归经

苦、甘、涩，微温。归肝、心、肾经。

用法用量

内服：煎汤，生何首乌3~6g，制何首乌6~12g；或入丸、散。

白 芍

bái sháo

白芍性微寒，苦酸归脾肝。养血能调经，敛阴可止汗。
柔肝止疼痛，平抑肝阳安。血虚萎黄医，痛经崩漏缓。
肝气不顺畅，四肢痛痉挛。配伍有禁忌，藜芦两相反。

功能主治

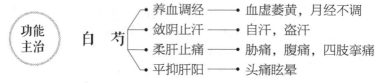

白 芍 ——
- 养血调经 —— 血虚萎黄，月经不调
- 敛阴止汗 —— 自汗，盗汗
- 柔肝止痛 —— 胁痛，腹痛，四肢挛痛
- 平抑肝阳 —— 头痛眩晕

来源采收　本品为毛茛科植物芍药的干燥根。夏、秋二季采挖，置沸水中煮后除去外皮或去皮后再煮，晒干。

性味归经　苦、酸，微寒。归肝、脾经。

用法用量　内服：煎汤，6~15g；或入丸、散。养血调经多炒用，平肝敛阴多生用。

使用注意　不宜与藜芦同用。

阿 胶
ē jiāo

速记歌诀

阿胶味甘平，归肺肝肾经。补血止血良，润燥滋肾阴。
血虚面萎黄，眩晕心悸平。心烦眠难安，虚劳喘咳清。
吐衄便崩止，妊娠胎漏停。止血蒲黄炒，蛤粉炒嗽宁。

功能主治	阿 胶	补血滋阴 ——	血虚萎黄，眩晕心悸，肌痿无力
		润燥 ——	心烦不眠，虚风内动，肺燥咳嗽
		止血 ——	劳嗽咯血，吐血尿血，便血崩漏，妊娠胎漏

来源采收　本品为马科动物驴的干燥皮或鲜皮经煎煮、浓缩制成的固体胶。

性味归经　甘，平。归肺、肝、肾经。

用法用量　内服：3~9g，用开水或黄酒化开；入汤剂应烊化后再以煎好的药液合兑；或入丸、散。止血宜蒲黄炒，润肺宜蛤粉炒。

龙眼肉

lóng yǎn ròu

速记歌诀

龙眼肉甘温，益气血红润。
归经心和脾，补心脾安神。
治失眠健忘，疗心悸怔忡。

功能主治

龙眼肉 → 补益心脾 —— 气血不足，心悸怔忡
养血安神 —— 健忘失眠，血虚萎黄

来源采收

本品为无患子科植物龙眼的假种皮。夏、秋二季采收成熟果实，干燥，除去壳、核，晒至干爽不黏。

性味归经

甘，温。归心、脾经。

用法用量

内服：煎汤，9~15g，鲜品酌加；或入丸、散。

南 沙 参

速记歌诀

南沙参味甘，归肺胃微寒。

能清肺养阴，善益气祛痰。

治有痰燥咳，疗口渴舌干。

配伍有禁忌，藜芦两相反。

功能主治

南沙参

- 养阴清肺 —— 肺热燥咳，阴虚劳嗽
- 益胃生津 —— 胃阴不足，食少呕吐，烦热口干
- 化痰益气 —— 干咳痰黏，气阴不足

来源采收　本品为桔梗科植物轮叶沙参或沙参的干燥根。春、秋二季采挖，除去须根、粗皮，洗净，干燥。

性味归经　甘，微寒。归肺、胃经。

用法用量　内服：煎汤，干品9～15g，鲜品15～30g；或入丸、散。鲜品清热养阴生津力较好。

使用注意　不宜与藜芦同用。

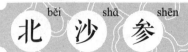

北沙参

bǐ shā shēn

速记歌诀

北沙参味甘，归肺胃微寒。
养阴清肺能，益胃生津善。
治无痰燥咳，疗口渴舌干。
配伍有禁忌，藜芦两相反。

功能主治

北沙参〈
- 养阴清肺 —— 肺热燥咳，劳嗽痰血
- 益胃生津 —— 胃阴不足，热病津伤，咽干口渴

来源采收

本品为伞形科植物珊瑚菜的干燥根。夏、秋二季采挖，除去须根，洗净，稍晾，置沸水中烫后，除去外皮，干燥，或洗净直接干燥。

性味归经

甘，微寒。归肺、胃经。

用法用量

内服：煎汤，5～12g；或入丸、散。

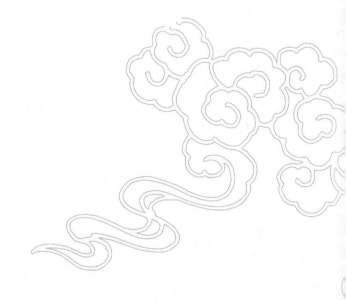

使用注意

不宜与藜芦同用。

附注

沙参有南沙参和北沙参之分。南沙参与北沙参虽是不同科属的两种植物药材，一般认为两药功用相似，但细分起来，还是有所不同：南沙参偏养阴清肺、益胃生津、补气、化痰等，善治肺热燥咳或阴虚劳嗽有痰以及阴伤兼气虚的口干舌燥等。北沙参偏养阴清肺、益胃生津，长于滋阴，善治燥咳或阴虚劳嗽无痰及阴伤重症者。

清代《本经逢原》中指出："沙参有南北二种，北者质坚性寒，南者体虚力微。"清乾隆年间，吴仪洛的《本草从新》里也说："北沙参专补肺阴，清肺火，治久咳痨。"

麦冬
mài dōng

| 功能主治 | 麦 冬 | 养阴生津 —— | 肺燥干咳，阴虚痨嗽，喉痹咽痛，津伤口渴，内热消渴 |
| | | 润肺清心 —— | 心烦失眠，肠燥便秘 |

| 来源采收 | 本品为百合科植物麦冬的干燥块根。夏季采挖，洗净，反复暴晒、堆置，至七八成干，除去须根，干燥。 |

| 性味归经 | 甘、微苦，微寒。归心、肺、胃经。 |

| 用法用量 | 内服：煎汤，6～12g；或入丸、散。 |

石斛 _{shí hú}

速记歌诀

石斛甘微寒，入走胃肾经。
养胃可生津，除热能滋阴。
虚劳盗汗除，明目视物清。
腰膝软弱治，强腰壮骨筋。

功能主治

石斛

- 益胃生津 —— 热病津伤，口干烦渴，胃阴不足，食少干呕
- 滋阴清热 —— 病后虚热不退，阴虚火旺，骨蒸劳热，目暗不明，筋骨痿软

来源采收

本品为兰科植物金钗石斛、鼓槌石斛或流苏石斛的栽培品及其同属植物近似种的新鲜或干燥茎。全年均可采收，鲜用者除去根和泥沙；干用者采收后，除去杂质，用开水略烫或烘软，至叶鞘搓净，干燥。

性味归经

甘，微寒。归胃、肾经。

用法用量

内服：煎汤，干品6～12g，鲜品15～30g；或入丸、散。干品入汤剂宜先下。

黄精

huáng jīng

黄精味甘平，归脾肺肾经。能补脾益气，善润肺滋阴。
肺虚燥咳止，劳嗽久咳清。须发不早白，腰膝酸软停。
治体倦乏力，疗内热渴饮。

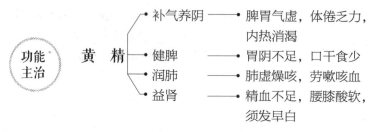

功能主治	黄精	补气养阴 —— 脾胃气虚，体倦乏力，内热消渴
		健脾 —— 胃阴不足，口干食少
		润肺 —— 肺虚燥咳，劳嗽咳血
		益肾 —— 精血不足，腰膝酸软，须发早白

来源采收　本品为百合科植物滇黄精、黄精或多花黄精的干燥根茎。按形状不同，习称"大黄精""鸡头黄精""姜形黄精"。春、秋二季采挖，除去须根，洗净，置沸水中略烫或蒸至透心，干燥。

性味归经　甘，平。归脾、肺、肾经。

用法用量　内服：煎汤，9~15g，或入丸、散。

枸杞子
gǒu qǐ zǐ

速记歌诀

枸杞子甘平，入走肝肾经。
滋补肝和肾，益精双目明。
医眩晕耳鸣，治阳痿遗精。
内热消渴饮，阴虚咳嗽停。

功能主治

枸杞子
- 滋补肝肾 —— 虚劳精亏，腰膝酸痛，眩晕耳鸣
- 益精明目 —— 阳痿遗精，内热消渴，血虚萎黄，目昏不明

来源采收

本品为茄科植物宁夏枸杞的干燥成熟果实。夏、秋二季果实呈红色时采收，热风烘干，除去果梗，或晾至皮皱后，晒干，除去果梗。

性味归经

甘，平。归肝、肾经。

用法用量

内服：煎汤，6～12g，或入丸、散。

龟甲

guī jiǎ

速记歌诀

龟甲味咸甘，微寒肾心肝。滋阴潜阳能，益肾健骨堪。
养血补心神，凉血止血安。囟门不闭合，小儿发育慢。
医阴虚潮热，治骨蒸盗汗。治虚风内动，疗筋骨痿软。
心虚健忘多，经多崩漏缓。

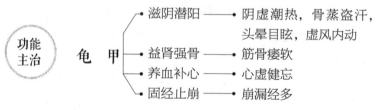

功能主治

龟甲

- 滋阴潜阳 —— 阴虚潮热，骨蒸盗汗，头晕目眩，虚风内动
- 益肾强骨 —— 筋骨痿软
- 养血补心 —— 心虚健忘
- 固经止崩 —— 崩漏经多

来源采收：本品为龟科动物乌龟的背甲及腹甲。全年均可捕捉，以秋、冬二季为多，捕捉后杀死，或用沸水烫死，剥取背甲和腹甲，除去残肉，晒干。

性味归经：咸、甘，微寒。归肝、肾、心经。

用法用量：内服：煎汤，9~24g，打碎先煎；或入丸、散。

鳖甲 biē jiǎ

速记歌诀

鳖甲咸微寒，入走肾和肝。滋阴潜阳能，退热除蒸善。
阴虚内发热，骨蒸劳热散。久疟疟母医，软坚散结安。
潜阳宜生用，软坚醋炙拌。

功能主治

鳖甲
- 滋阴潜阳 —— 阴虚发热，阴虚阳亢
- 退热除蒸 —— 骨蒸劳热，虚风内动
- 软坚散结 —— 头晕目眩，手足瘛疭，经闭，癥瘕，久疟疟母

来源采收

本品为鳖科动物鳖的背甲。全年均可捕捉，以秋、冬二季为多，捕捉后杀死，置沸水中烫至背甲上的硬皮能剥落时，取出，剥取背甲，除去残肉，晒干。

性味归经

咸，微寒。归肝、肾经。

用法用量

内服：煎汤，9~24g，打碎先煎；或入丸、散。滋阴潜阳宜生用，软坚散结宜醋炙用。

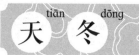

天冬 tiān dōng

速记歌诀

天冬甘苦寒，入走肾肺端。滋阴降虚火，生津止渴烦。
清肺能润燥，肺热痰咳安。生用清肺热，滋阴润肠善。
肺劳咳蜜炙，宁心朱砂拌。

| 功能主治 | 天冬 | 养阴润燥 —— 肺燥干咳，顿咳痰黏，腰膝酸痛，骨蒸潮热，肠燥便秘 |
| | | 清肺生津 —— 内热消渴，热病津伤，咽干口渴 |

来源采收　本品为百合科植物天冬的干燥块根。秋、冬二季采挖，洗净，除去茎基和须根，置沸水中煮或蒸至透心，趁热除去外皮，洗净，干燥。

性味归经　甘、苦，寒。归肺、肾经。

用法用量　内服：煎汤，6~12g；或入丸、散。

玉竹 yù zhú

功能主治	玉竹	养阴润燥 —— 肺胃阴伤，燥热咳嗽
		生津止渴 —— 咽干口渴，内热消渴

来源采收　本品为百合科植物玉竹的干燥根茎。秋季采挖，除去须根，洗净，晒至柔软后，反复揉搓、晾晒至无硬心，晒干；或蒸透后，揉至半透明，晒干。

性味归经　甘，微寒。归肺、胃经。

用法用量　内服：煎汤，6~12g；或入丸、散。

百合

bǎi hé

百合味甘寒，入走心肺端。
养阴能润肺，清静心神安。
肺虚久咳止，劳嗽咯血缓。
治神衰失眠，疗惊悸虚烦。

功能主治	百合	养阴润肺 —— 阴虚燥咳，劳嗽咳血
		清心安神 —— 虚烦惊悸，失眠多梦，精神恍惚

来源采收　本品为百合科植物卷丹、百合或细叶百合的干燥肉质鳞叶。秋季采挖，洗净，剥取鳞叶，置沸水中略烫，干燥。

性味归经　甘，寒。归心、肺经。

用法用量　内服：煎汤，6~12g；或入丸、散。

墨旱莲

mò hàn lián

速记歌诀

墨旱莲性寒，甘酸入肾肝。凉血止血良，滋补肝肾善。
医头晕目眩，须发早白斑。吐衄二便血，崩漏血痢安。
墨黑出血止，外创鲜敷堪。

功能主治	墨旱莲 → 滋补肝肾 ——	肝肾阴虚，牙齿松动，须发早白，眩晕耳鸣，腰膝酸软
	→ 凉血止血 ——	阴虚血热吐血、衄血、尿血，血痢，崩漏下血，外伤出血

来源采收 本品为菊科植物鳢肠的干燥地上部分。花开时采割，晒干。

性味归经 甘、酸，寒。归肾、肝经。

用法用量 内服：煎汤，6～12g；或入丸、散。

女 贞 子
nǚ zhēn zǐ

功能主治

女贞子
- 滋补肝肾 —— 肝肾阴虚，腰膝酸软，内热消渴，骨蒸潮热
- 明目乌发 —— 眩晕耳鸣，须发早白，目暗不明

来源采收

本品为木犀科植物女贞的干燥成熟果实。冬季果实成熟时采收，除去枝叶，稍蒸或置沸水中略烫后，干燥；或直接干燥。

性味归经

甘、苦，凉。归肝、肾经。

用法用量

内服：煎汤，6~12g；或入丸、散。

桑椹

sāng shèn

功能主治

桑　椹

- 滋阴补血 —— 肝肾阴虚，眩晕耳鸣，心悸失眠，须发早白
- 生津润燥 —— 津伤口渴，内热消渴，肠燥便秘

来源采收

本品为桑科植物桑的干燥果穗。4～6月果实变红时采收，晒干，或略蒸后晒干。

性味归经

甘、酸，寒。归心、肝、肾经。

用法用量

内服：煎汤，9～15g，鲜品加倍；或入煎膏剂。

哈 蟆 油
hǎ má yóu

哈蟆油甘平，咸入肺肾经。
补肾能益精，神疲力乏清。
润肺可养阴，痨嗽咳血停。

功能主治

哈蟆油
- 补肾益精 —— 病后体弱，神疲乏力，心悸失眠
- 养阴润肺 —— 盗汗，痨嗽咳血

来源采收

本品为蛙科动物中国林蛙雌蛙的输卵管，经采制干燥而得。

性味归经

甘、咸，平。归肺、肾经。

用法用量

内服：5~15g，用水浸泡，炖服；或作丸剂。

楮实子
chǔ shí zǐ

功能主治

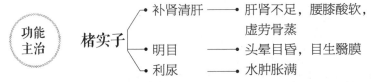

楮实子
- 补肾清肝 —— 肝肾不足，腰膝酸软，虚劳骨蒸
- 明目 —— 头晕目昏，目生翳膜
- 利尿 —— 水肿胀满

来源采收

本品为桑科植物构树的干燥成熟果实。秋季果实成熟时采收，洗净，晒干，除去灰白色膜状宿萼和杂质。

性味归经

甘，寒。归肝、肾经。

用法用量

内服：煎汤，6~12g；或入丸、散。

收涩药

第十八章

五味子
wǔ wèi zǐ

速记歌诀

五味酸甘温，归经肺心肾。收敛固涩功，敛肺止喘能。
涩精止泄泻，止汗固表稳。口渴消渴止，生津益气顺。
心悸眠多梦，补肾宁心神。

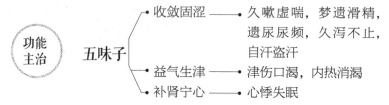

功能主治

五味子
- 收敛固涩 ——→ 久嗽虚喘，梦遗滑精，遗尿尿频，久泻不止，自汗盗汗
- 益气生津 ——→ 津伤口渴，内热消渴
- 补肾宁心 ——→ 心悸失眠

来源采收
本品为木兰科植物五味子的干燥成熟果实。习称"北五味子"。秋季果实成熟时采摘，晒干或蒸后晒干，除去果梗和杂质。

性味归经
酸、甘，温。归肺、心、肾经。

用法用量
内服：煎汤，2~6g；或入丸、散。

乌 梅 wū méi

乌梅平涩酸，脾肺大肠肝。
涩肠止泻痢，敛肺止咳喘。
生津止消渴，止血宜炒炭。
配伍驱虫药，生用驱蛔安。

功能主治

乌梅
- 敛肺 —— 肺虚久咳
- 涩肠 —— 久泻久痢
- 生津 —— 虚热消渴
- 安蛔 —— 蛔厥呕吐腹痛

来源采收
本品为蔷薇科植物梅的干燥近成熟果实。夏季果实近成熟时采收，低温烘干后闷至色变黑。

性味归经
酸、涩，平。归肝、脾、肺、大肠经。

用法用量
内服：煎汤，6~12g；或入丸、散。外用：适量，止泻止血宜炒用，生津安蛔当生用。

椿 皮
chūn pí

椿皮苦涩寒，归胃大肠肝。
清热能燥湿，止带涩肠安。
崩漏泻痢停，驱蛔除癣斑。
治疗便出血，止血宜炒炭。

功能主治	椿 皮	
	清热燥湿 ——	湿热泻痢
	收涩止带 ——	赤白带下
	止泻 ——	久泻久痢
	止血 ——	便血，崩漏
	杀虫 ——	蛔虫病，疮癣作痒

来源采收　本品为苦木科植物臭椿的干燥根皮或干皮。全年均可剥取，晒干，或刮去粗皮晒干。

性味归经　苦、涩，寒。归大肠、胃、肝经。

用法用量　内服：煎汤，6~9g；或入丸、散。外用：适量，煎汤洗，或熬膏涂。

赤石脂
chì shí zhī

速记歌诀

赤石脂甘温，酸涩胃大肠。
涩肠止泄泻，生肌敛湿疮。
治崩漏带下，疗便血脱肛。
肉桂不同用，同用两相伤。

功能主治	赤石脂	涩肠 —— 久泻久痢
		止血 —— 大便出血，崩漏带下
		生肌敛疮 —— 外治疮疡久溃不敛，湿疮脓水浸淫

来源采收：本品为硅酸盐类矿物多水高岭石族多水高岭石，主含四水硅酸铝〔$Al_4(Si_4O_{10})(OH)_8 \cdot 4H_2O$〕。采挖后，除去杂石。

性味归经：甘、酸、涩，温。归大肠、胃经。

用法用量：内服：煎汤，9~12g，打碎先煎。外用：适量，研末敷患处。

使用注意：不宜与肉桂同用。

莲子肉

速记歌诀

莲子甘涩平，归经脾肾心。
补脾止泄泻，益肾固涩精。
养心安神志，虚烦失眠清。
脾肾两虚补，止带妇安宁。

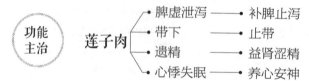

功能主治	莲子肉	脾虚泄泻 —— 补脾止泻
		带下 —— 止带
		遗精 —— 益肾涩精
		心悸失眠 —— 养心安神

来源采收　本品为睡莲科植物莲的干燥成熟种子。秋季果实成熟时采割莲房，取出果实，除去果皮，干燥。

性味归经　甘、涩，平。归脾、肾、心经。

用法用量　内服：煎汤，6~15g；或入丸、散。

山茱萸

速记歌诀

山茱萸微温，酸涩归肝肾。
补益肝肾堪，收涩固脱能。
医眩晕耳鸣，治腰膝酸疼。
阳痿遗精止，解崩带下困。

功能主治

山茱萸
- 补益肝肾 —— 眩晕耳鸣，腰膝酸痛，阳痿遗精，遗尿，尿频
- 收涩固脱 —— 崩漏带下，大汗虚脱，内热消渴

来源采收

本品为茱萸科植物茱萸的干燥成熟果肉。秋末冬初果皮变红时采收果实，用文火烘或置沸水中略烫后，及时除去果核，干燥。

性味归经

酸、涩，微温。归肝、肾经。

用法用量

内服：煎汤，6～12g；或入丸、散。

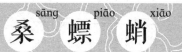

桑螵蛸

sāng piāo xiāo

速记歌诀

桑螵甘咸平，入走肝肾经。
补肾助元阳，缩尿能固精。
治小便白浊，疗遗尿尿频。

功能主治

桑螵蛸
- 益肾固精 —— 遗精滑精
- 缩尿止浊 —— 遗尿尿频，小便白浊

来源采收

本品为螳螂科昆虫大刀螂、小刀螂或巨斧螳螂的干燥卵鞘。以上三种分别习称"团螵蛸""长螵蛸"及"黑螵蛸"。深秋至次春收集，除去杂质，蒸至虫卵死后，干燥。

性味归经

甘、咸，平。归肝、肾经。

用法用量

内服：煎汤，5~10g；或入丸、散。

海螵蛸
hǎi piāo xiāo

速记歌诀

海螵蛸涩咸，温入脾肾经。收敛止血良，止带亦涩精。
制酸止痛善，损伤止血灵。妇科之良药，崩漏下血停。
外敷疮患处，收湿敛疮净。

功能主治

海螵蛸
- 收敛止血 —— 吐血衄血，崩漏便血；
  外治损伤出血
- 涩精止带 —— 遗精滑精，赤白带下
- 制酸止痛 —— 胃痛吞酸
- 收湿敛疮 —— 湿疹湿疮，溃疡不敛

来源采收
本品为乌贼科动物无针乌贼或金乌贼的干燥内壳。收集乌贼鱼的骨状内壳，洗净，干燥。

性味归经
咸、涩，温。归脾、肾经。

用法用量
内服：煎汤，5~10g；研末，每次1.5~3g。外用：适量，研末敷患处。

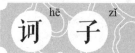

诃子

hē zǐ

速记歌诀

诃子酸涩平，苦肺大肠经。涩肠止久泻，脱肛泻痢停。
敛肺止咳嗽，肺虚喘咳清。降火利咽喉，消肿痛开音。
敛肺宜生用，固涩取煨品。

功能主治

诃子 ┌ 涩肠止泻 ——— 久泻久痢，便血脱肛
    ├ 敛肺止咳 ——— 肺虚喘咳，久嗽不止
    └ 降火利咽 ——— 咽痛音哑

来源采收

本品为使君子科植物诃子或绒毛诃子的干燥成熟果实。秋、冬二季果实成熟时采收，除去杂质，晒干。

性味归经

苦、酸、涩，平。归肺、大肠经。

用法用量

内服：煎汤，3～10g；或入丸、散。敛肺清火开音宜生用，涩肠止泻宜煨用。

肉豆蔻
ròu dòu kòu

功能主治

肉豆蔻
- 温中行气 —— 脾胃虚寒，脘腹胀痛
- 涩肠止泻 —— 久泻不止，食少呕吐

来源采收

本品为肉豆蔻科植物肉豆蔻的干燥种仁。4~6月及11~12月各采一次。早晨摘取成熟果实，剖开果皮，剥去假种皮，再敲脱壳状的种皮，取出种仁用石灰乳浸1天后，缓火焙干。

性味归经

辛，温。归脾、胃、大肠经。

用法用量

内服：煎汤，3~10g；入丸、散，每次1.5~3g。温中止泻宜煨用。

芡实
qiàn shí

功能主治

芡实
- 益肾固精 —— 遗精滑精，遗尿尿频
- 补脾止泻 —— 脾虚久泻
- 除湿止带 —— 白浊，带下

来源采收

本品为睡莲科植物芡的干燥成熟种仁。秋末冬初采收成熟果实，除去果皮，取出种子，洗净，再除去硬壳（外种皮），晒干。

性味归经

甘、涩，平。归脾、肾经。

用法用量

内服：煎汤，9～15g；或入丸、散。

覆盆子

fù pén zǐ

速记歌诀

覆盆甘酸温，肝肾膀胱经。
益肾固精尿，养肝双目明。
治阳痿早泄，疗目暗不清。

功能主治

覆盆子
- 益肾固精缩尿 —— 遗精滑精，遗尿尿频，阳痿早泄
- 养肝明目 —— 目暗昏花

来源采收

本品为蔷薇科植物华东覆盆子的干燥果实。夏初果实由绿变绿黄时采收，除去梗、叶，置沸水中略烫或略蒸，取出，干燥。

性味归经

甘、酸，温。归肝、肾、膀胱经。

用法用量

内服：煎汤，6~12g；或入丸、散。

浮小麦

fú xiǎo mài

功能主治

浮小麦
- 益气 —— 气虚自汗
- 除热止汗 —— 骨蒸劳热，阴虚盗汗

来源采收

本品为禾本科植物小麦的干燥未成熟颖果。夏至果实成熟时采收，取瘪瘦轻浮与未脱净皮的麦粒，拣取杂质，筛去灰屑，用水漂洗，晒干。

性味归经

甘，凉。归心经。

用法用量

内服：煎汤，15～30g；或入丸、散。

金 樱 子

jīn yīng zǐ

功能主治

金樱子
- 固精缩尿 —— 遗精滑精，遗尿尿频
- 固崩止带 —— 崩漏带下
- 涩肠止泻 —— 久泻久痢

来源采收

本品为蔷薇科植物金樱子的干燥成熟果实。10～11月果实成熟变红时采收，干燥，除去毛刺。

性味归经

酸、甘、涩，平。归肾、膀胱、大肠经。

用法用量

内服：煎汤，6～12g；或入丸、散。

五 倍 子
wǔ bèi zǐ

速记歌诀

五倍酸涩寒，入药收敛强。
归肺大肠肾，上下敛肺疮。
五止在中央，咳汗精血肠。

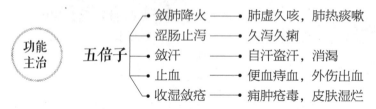

功能主治	五倍子	敛肺降火 —— 肺虚久咳，肺热痰嗽
		涩肠止泻 —— 久泻久痢
		敛汗 —— 自汗盗汗，消渴
		止血 —— 便血痔血，外伤出血
		收湿敛疮 —— 痈肿疮毒，皮肤湿烂

来源采收　本品为漆树科植物盐肤木、青麸杨或红麸杨叶上的虫瘿，主要由五倍子蚜寄生而形成。秋季采摘，置沸水中略煮或蒸至表面呈灰色，杀死蚜虫，取出，干燥。按外形不同，分为"肚倍"和"角倍"。

性味归经　酸、涩，寒。归肺、大肠、肾经。

用法用量　内服：煎汤，3~6g；或入丸、散。外用：适量，煎汤熏洗，或研末敷。

408 / 400味中药超快速记忆法

麻黄根
má huáng gēn

功能主治　麻黄根——►固表止汗——►自汗，盗汗

来源采收　本品为麻黄科植物草麻黄或中麻黄的干燥根和根茎。秋末采挖，除去残茎、须根和泥沙，干燥。

性味归经　甘、涩，平。归心、肺经。

用法用量　内服：煎汤，3~9g。外用：适量，研粉撒扑。

糯 稻 根

nuò dào gēn

功能主治　糯稻根〈
- 止汗退热 —— 自汗、盗汗，虚热不退
- 益胃生津 —— 骨蒸潮热

来源采收　本品为禾本科植物糯稻的干燥根及根茎。夏、秋两季，糯稻收割后，挖取根茎及须根，除去残茎，洗净，晒干。

性味归经　甘，平。归肺、胃、肾经。

用法用量　内服：煎汤，15~30g。

罂粟壳

yīng sù qiào

速记歌诀

罂粟酸涩平，肺肾大肠经。敛肺止顽咳，涩肠泻脱停。
止痛效力强，诸痛一扫清。止咳宜蜜炙，痛泻醋炒行。
有毒易成瘾，孕儿不汤饮。
注：简易记忆——非（敛肺）常（涩肠）痛（止痛）。

功能主治

罂粟壳
- 敛肺 —— 久咳
- 涩肠 —— 久泻，脱肛
- 止痛 —— 脘腹疼痛

来源采收
本品为罂粟科植物罂粟的干燥成熟果壳。秋季将成熟果实或已割取浆汁后的成熟果实摘下，破开，除去种子和枝梗，干燥。

性味归经
酸、涩，平；有毒。归肺、大肠、肾经。

用法用量
内服：煎汤，3～6g；或入丸、散。止咳宜蜜炙用，止泻、止痛宜醋炒用。

使用注意
本品易成瘾，不宜常服；孕妇及儿童禁用；运动员慎用。

石榴皮 shí liu pí

	功能主治		
石榴皮	涩肠止泻 —— 久泻久痢		
	止血 —— 便血，脱肛，崩漏，带下		
	驱虫 —— 虫积腹痛		

来源采收　本品为石榴科植物石榴的干燥果皮。秋季果实成熟后收集果皮，晒干。

性味归经　酸、涩，温。归大肠经。

用法用量　内服：煎汤，3~9g；或入丸、散。外用：适量，煎水熏洗，或研末敷。

涌吐药

第十九章

常 山 *cháng* *shān*

常山苦辛寒，归经肺心肝。
涌吐痰涎除，截疟功效专。
涌吐宜生用，截疟酒炒拌。
有毒孕不宜，确保胎儿安。

| 功能主治 | 常 山 | 涌吐痰涎 —— 痰饮停聚，胸膈痞塞 |
| | | 截疟 —— 疟疾 |

来源采收　本品为虎耳草科植物常山的干燥根。秋季采挖，除去须根，洗净，晒干。

性味归经　苦、辛，寒；有毒。归肺、肝、心经。

用法用量　内服：煎汤，5~9g；或入丸、散。涌吐宜生用，截疟宜酒炒用。

使用注意　有催吐副作用，用量不宜过大；孕妇慎用。

瓜 蒂

guā dì

速记歌诀

瓜蒂味苦寒，涌吐除热痰。入药归胃经，催吐宿食满。
治湿家头痛，消湿热黄疸。外用粉吹鼻，引去湿热患。
有毒孕不宜，胎儿保平安。

功能主治	瓜 蒂	• 涌吐热痰 —— 热痰
		• 宿食 —— 宿食
		• 引去湿热 —— 湿热黄疸，湿家头痛；外用研末吹鼻

来源采收　本品为葫芦科植物甜瓜的干燥果蒂。6~7月间，采摘尚未老熟的果实，切取果蒂，阴干。

性味归经　苦，寒；有毒。归胃经。

用法用量　内服：煎汤，2~5g；入丸、散，0.3~1g，服后含咽砂糖能增药力。外用：少量，研末吹鼻，待鼻中流出黄水即停药。

使用注意　孕妇、体虚、失血及上部无实邪者忌服。

藜 芦
lí lú

速记歌诀

藜芦辛苦寒，有毒肺胃肝。
可杀虫疗癣，能涌吐风痰。
喉痹癫痫风，疥癣疮消安。
虚人孕妇忌，诸参辛芍反。

功能主治

藜 芦 ⟨ • 涌吐风痰 —— 中风，癫痫，喉痹
        • 杀虫疗癣 —— 疥癣秃疮

来源采收

本品为百合科植物黑藜芦的根及根茎。5～6月未抽花茎时采挖，除去苗叶，晒干或用开水浸烫后晒干。

性味归经

辛、苦，寒；有毒。归肺、胃、肝经。

用法用量

内服：入丸、散，0.3～0.9g。外用：适量，研末油调敷。

使用注意

体虚气弱及孕妇忌服。不宜与细辛、赤芍、白芍、人参、丹参、玄参、沙参、苦参同用。

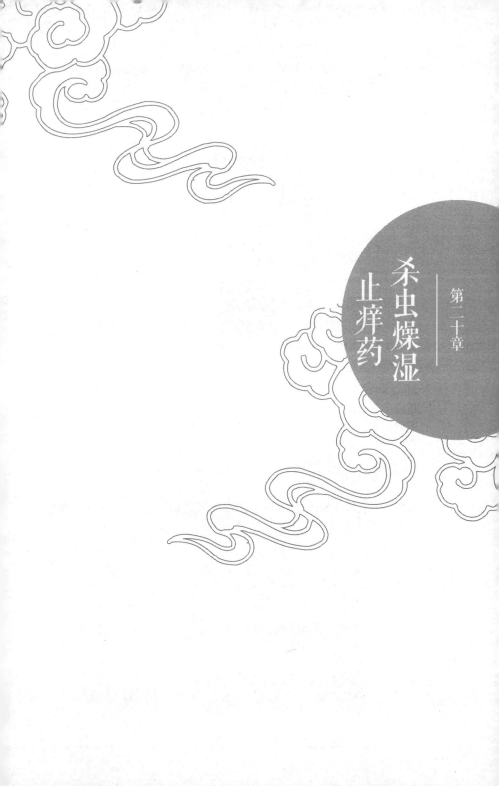

第二十章

杀虫燥湿
止痒药

雄黄

xióng huáng

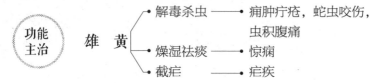

功能主治	雄黄	解毒杀虫 —— 痈肿疔疮，蛇虫咬伤，虫积腹痛
		燥湿祛痰 —— 惊痫
		截疟 —— 疟疾

| 来源采收 | 本品为硫化物类矿物雄黄族雄黄，主含二硫化二砷（As_2S_2）。采挖后，除去杂质。 |

| 性味归经 | 辛，温；有毒。归肝、大肠经。 |

| 用法用量 | 内服：入丸、散，0.05～0.1g。外用：适量，熏涂患处。 |

| 使用注意 | 内服宜慎；不可久用；孕妇禁用；入药忌火煅。 |

硫黄
liú huáng

| 功能主治 | 硫黄 | ·解毒杀虫疗疮 —— ►外治用于疥癣，秃疮，阴疽恶疮 |
| | | ·补火助阳通便 —— ►内服用于阳痿足冷，虚喘冷哮，虚寒便秘 |

来源采收　本品为自然元素类矿物硫族自然硫，采挖后，加热熔化，除去杂质；或用含硫矿物经加工制得。

性味归经　酸，温；有毒。归肾、大肠经。

用法用量　内服：1.5～3g，炮制后入丸、散服。外用：适量，研末油调涂敷患处，或烧烟熏。

使用注意　孕妇慎用。不宜与芒硝、玄明粉同用。

轻粉

qīng fěn

速记歌诀

轻粉辛寒毒，归经大小肠。祛痰能消积，治水肿鼓胀。
疥癣梅毒除，攻毒敛溃疮。内服谨慎用，服后嗽口腔。
孕妇当禁服，使用勿过量。

功能主治

轻 粉
- 杀虫消积 —— 疥疮，顽癣，臁疮，梅毒，疮疡，湿疹（外用）
- 润肺止咳 —— 痰涎积滞（内服）
- 润燥通便 —— 水肿鼓胀，二便不利（内服）

来源采收

本品为氯化亚汞（Hg_2Cl_2）。

性味归经

辛，寒；有毒。归大肠、小肠经。

用法用量

外用适量，研末掺敷患处。内服每次0.1~0.2g，一日1~2次，多入丸剂或装胶囊服，服后漱口。

使用注意

本品有毒，不可过量；内服慎用；孕妇禁服。

白 矾
bái *fán*

功能主治

白 矾
- 解毒杀虫，燥湿止痒 —— 湿疹，疥癣，脱肛，痔疮，聤耳流脓
- 止血止泻 —— 久泻不止，便血，崩漏
- 祛除风痰 —— 癫痫发狂

枯 矾
- 收湿敛疮 —— 湿疹湿疮，脱肛，痔疮，阴痒带下
- 止血化腐 —— 聤耳流脓，鼻衄齿衄，鼻息肉

来源采收　本品为硫酸盐类矿物明矾石经加工提炼制成。主含含水硫酸铝钾〔$KAl(SO_4)_2 \cdot 12H_2O$〕。

性味归经　酸、涩，寒。归肺、脾、肝、大肠经。

用法用量　内服：入丸、散，0.6～1.5g。外用：适量，研末敷或化水洗患处。

蛇床子

shé chuáng zǐ

功能主治

蛇床子
- 燥湿祛风 —— 湿痹腰痛
- 杀虫止痒 —— 阴痒带下，湿疹瘙痒
- 温肾壮阳 —— 肾虚阳痿，宫冷不孕

来源采收

本品为伞形科植物蛇床的干燥成熟果实。夏、秋二季果实成熟时采收，除去杂质，晒干。

性味归经

辛、苦，温；有小毒。归肾经。

用法用量

内服：煎汤，3～10g；或入丸、散。外用：15～30g，煎汤熏洗，或研末调敷。

露 蜂 房
lù fēng fáng

功能主治

露蜂房
- 攻毒杀虫 —— 疮疡肿毒，乳痈，瘰疬，皮肤顽癣
- 祛风止痛 —— 鹅掌风，牙痛，风湿痹痛

来源采收

本品为胡蜂科昆虫果马蜂、日本长脚胡蜂或异腹胡蜂的巢。秋、冬二季采收，晒干，或略蒸，除去死蜂死蛹，晒干。

性味归经

甘，平。归胃经。

用法用量

内服：煎汤，3~5g；或如丸、散。外用：适量，研末油调敷患处，或煎水漱，或洗患处。

附注

本品药典收载名称为"蜂房"。

铅 丹
qiān dān

速记歌诀

铅丹辛微寒，有毒归心肝。拔毒止痒能，敛疮生肌善。
治黄水湿疮，疗疮疡溃烂。攻毒截疟疾，惊痫癫狂安。
临床多外用，内服入丸散。

功能主治

铅 丹 ── 拔毒止痒 ──── 疮疡溃烂（外用）
　　　　 敛疮生肌 ──── 黄水湿疮（外用）
　　　　 坠痰镇惊 ──── 惊痫癫狂（内服）
　　　　 攻毒截疟 ──── 疟疾（内服）

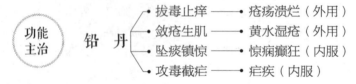

来源采收　本品为纯铅经加工制造而成的四氧化三铅（Pb_3O_4）。将纯铅放在铁锅中加热，炒动，利用空气使之氧化，然后放在石臼中研成粉末。用水漂洗，将粗细粉末分开，漂出之细粉，再经氧化24小时，研成细粉过筛即得。

性味归经　辛，微寒；有毒。归心、肝经。

用法用量　外用：适量，研末撒敷或调敷。内服：入丸、散，每次0.3~0.6g。

土 荆 皮

tǔ jīng pí

速记歌诀

土荆皮温辛，入走肺脾经。
杀虫疗诸癣，癣痒涂擦清。
有毒供外用，醋泡或酒浸。

功能主治　　土荆皮 ——•杀虫，疗癣，止痒 ——• 疥癣瘙痒

来源采收　本品为松科植物金钱松的干燥根皮或近根树皮。夏季剥取，晒干。

性味归经　辛，温；有毒。归肺、脾经。

用法用量　外用适量，醋或酒浸涂擦，或研末调涂患处。

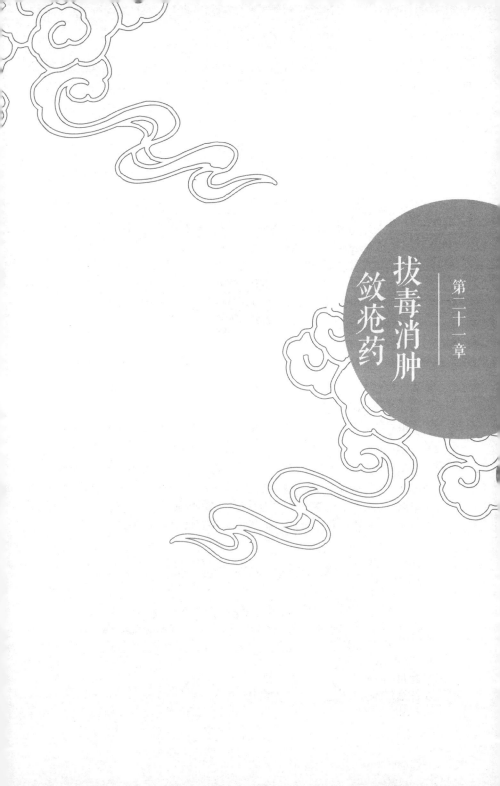

第二十一章

拔毒消肿
敛疮药

斑 蝥
bān máo

速记歌诀

斑蝥性热辛，归肝胃肾经。攻毒蚀恶疮，痈疽顽癣净。
破血逐瘀行，经闭癥瘕清。散结消癥能，瘰疬赘疣平。
本品大毒性，孕妇尤当禁。

功能主治

斑 蝥
- 破血逐瘀 ——→ 癥瘕，经闭，顽癣
- 散结消癥 ——→ 瘰疬
- 攻毒蚀疮 ——→ 赘疣，痈疽不溃，恶疮死肌

来源采收

本品为芫青科昆虫南方大斑蝥或黄黑小斑蝥的干燥体。夏、秋二季捕捉，闷死或烫死，晒干。

性味归经

辛，热；有大毒。归肝、胃、肾经。

用法用量

内服：0.03～0.06g，炮制后多入丸、散用。外用：适量，研末或浸酒、醋，或制油膏涂敷患处，不宜大面积用。

使用注意

本品有大毒，内服慎用；孕妇禁用。

蟾酥
chán sū

速记歌诀

蟾酥性温辛，有毒归心经。解毒止疼痛，开窍神志醒。
痛疽疔毒疮，咽喉肿痛定。中暑神昏除，惊痫癫狂清。
外用勿入眼，孕妇尤当禁。

功能主治

蟾酥
- 解毒 —— 痈疽疔疮
- 止痛 —— 咽喉肿痛
- 开窍醒神 —— 中暑神昏，痧胀腹痛吐泻

来源采收

本品为蟾蜍科动物中华大蟾蜍或黑眶蟾蜍的干燥分泌物。多于夏、秋二季捕捉蟾蜍，洗净，挤取耳后腺和皮肤腺的白色浆液，加工，干燥。

性味归经

辛，温；有毒。归心经。

用法用量

内服：入丸、散，0.015～0.03g。外用：适量，研末调敷或入膏药。

使用注意

孕妇慎用。

马钱子

马钱子温苦，归肝脾大毒。通络止疼痛，散结肿痛除。
医风湿痹痛，疗拘挛麻木。治跌损骨伤，宜研末调敷。
运动员慎用，孕妇当禁服。

功能主治

马钱子
- 通络止痛 —— 跌打损伤，骨折肿痛，风湿顽痹，麻木瘫痪
- 散结消肿 —— 痈疽疮毒，咽喉肿痛

来源采收　本品为马钱科植物马钱的干燥成熟种子。冬季采收成熟果实，取出种子，晒干。

性味归经　苦，温；有大毒。归肝、脾经。

用法用量　内服：0.3～0.6g，炮制后入丸、散用。外用：研末调敷。

使用注意　孕妇禁用；不宜多服久服及生用；运动员慎用；有毒成分能经皮肤吸收，外用不宜大面积涂敷。

升 药

shēng yào

功能主治	升 药		
	拔毒 ——	痈疽疔疮，梅毒下疳
	除脓 ——	一切恶疮，脓水淋漓
	去腐 ——	肉暗紫黑，腐肉不去
	生肌 ——	窦道瘘管，久不收口

来源采收	本品为水银、火硝、白矾各等分混合升华而成，主含红氧化汞（HgO）。
性味归经	辛，热；有大毒。归肺、脾经。
用法用量	外用：适量，研极细粉单用或与其他药味配成散剂或制成药捻。多与煅石膏研末同用，不用纯品。
使用注意	本品有毒，只可外用，不可内服；外用亦不宜久用；孕妇禁用。

炉 甘 石
lú gān shí

速记歌诀

炉甘石甘平，明目退翳障。
入走肝脾经，止痒收湿疮。
医烂弦风眼，治目赤痛胀。
治溃疡不敛，疗湿疮瘙痒。

功能主治

炉甘石
- 解毒明目退翳 —— 目赤肿痛，睑弦赤烂，翳膜遮睛，胬肉攀睛
- 收湿止痒敛疮 —— 溃疡不敛，脓水淋漓，湿疮瘙痒

来源采收

本品为碳酸盐类矿物方解石族菱锌矿，主含碳酸锌（$ZnCO_3$）。采挖后，洗净，晒干，除去杂石。

性味归经

甘，平。归肝、脾经。

用法用量

外用：适量，研末敷或调敷，水飞点眼。

ér chá
儿 茶

速记歌诀

儿茶味涩苦，归肺心微寒。活血止疼痛，收湿敛疮患。
生肌止血能，清肺热化痰。吐衄伤血止，跌扑伤痛缓。
湿疮湿疹敷，疮疡不溃烂。

功能主治　儿　茶

- 活血止痛 —— 跌扑伤痛
- 止血生肌 —— 外伤出血，吐血脑血
- 收湿敛疮 —— 疮疡不敛，湿疹湿疮
- 清肺化痰 —— 肺热咳嗽

来源采收　本品为豆科植物儿茶的去皮枝、干的干燥煎膏。冬季采收枝、干，除去外皮，砍成大块，加水煎煮，浓缩，干燥。

性味归经　苦、涩，微寒。归肺、心经。

用法用量　外用：适量，研极细粉单用或与其他药味配成散剂或制成药捻。多与煅石膏研末同用，不用纯品。

砒石

pī shí

速记歌诀

砒石大热辛，大毒肺肝经。外蚀疮去腐，内截疟喘平。
消痛疗毒痔，劫痰咳喘净。牙疳瘰疬除，疥癣一扫清。
内服勿酒浸，孕妇尤当禁。

功能主治	砒石	蚀疮去腐 —— 疮疡腐肉不脱，疥癣，瘰疬，牙疳（外用） 劫痰平喘 —— 寒痰哮喘（内服） 截疟 —— 疟疾（内服）

来源采收　本品为氧化物类矿物砷华的矿石，主含三氧化二砷。目前多为毒砂、雄黄等含砷矿石的加工制品。

性味归经　辛，大热；有大毒。归肺、肝经。

用法用量　外用：适量，研末撒或调敷、入膏药。内服：入丸、散，每次0.002～0.004g。外用不宜过量或长时间大面积涂敷。

使用注意　本品有大毒，疮疡腐肉已净者忌用，头面部及疮疡见血者忌用。内服不能浸酒，不可超量或持续使用。孕妇忌用。

硼砂 (péng shā)

速记歌诀

硼砂入肺胃，性凉味咸甘。外清热解毒，内清肺化痰。
目翳口咽疮，消炎祛腐烂。肺热痰咳净，制剂入丸散。
内服宜慎之，外敷宜用煅。

功能主治

硼　砂
- 清热解毒 ——→ 咽喉肿痛，口舌生疮（外）用
- 清肺化痰 ——→ 目赤翳障，肺热痰咳（内）服

来源采收

本品为矿物硼砂经精制而成的结晶。矿砂挖出后，溶于沸水中，滤去杂质，滤液放冷后析出结晶，取出干燥。

性味归经

甘、咸，凉。归肺、胃经。

用法用量

外用：研极细末撒或调敷。内服：入丸、散，1.5~3g。

使用注意

本品以外用为主。化痰可生用，外敷宜煅用。

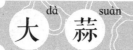

大 _{dà} 蒜 _{suàn}

速记歌诀

大蒜味辛温，解毒能消肿。入走脾胃肺，止痢杀蛊虫。
肺痨顿咳止，除疥癣疮痈。痢疾泄泻停，钩蛲腹中空。
鱼蟹中毒治，流感可防控。

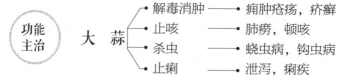

功能主治	大 蒜	解毒消肿	——→	痈肿疮疡，疥癣
		止咳	——→	肺痨，顿咳
		杀虫	——→	蛲虫病，钩虫病
		止痢	——→	泄泻，痢疾

来源采收　本品为百合科植物大蒜的鳞茎。夏季叶枯时采挖，除去须根和泥沙，通风晾晒至外皮干燥。

性味归经　辛，温。归脾、胃、肺经。

用法用量　内服：生食，煮食，煎汤，9～15g。外用：适量，捣烂外敷、隔蒜灸。

猫 爪 草
māo zhǎo cǎo

功能主治

猫爪草 〈 化痰散结 —— 瘰疬痰核
解毒消肿 —— 疔疮肿毒，蛇虫咬伤

来源采收

本品为毛茛科植物小毛茛的干燥块根。春季采挖，除去须根和泥沙，晒干。

性味归经

甘、辛，温。归肝、肺经。

用法用量

内服：煎汤，15~30g，单味药可用至120g。

毛茛
_{máo gèn}

功能主治

毛 茛
- 发泡止痛 ——→ 风湿痹痛，外伤疼痛，头痛，胃脘痛
- 攻毒杀虫 ——→ 痈肿疮毒，瘰疬，疟疾，喘咳，癣癞

来源采收：本品为毛茛科植物毛茛的新鲜全草及根。夏、秋采取。一般鲜用。

性味归经：辛，温；有毒。归肝、胆、心、胃经。

用法用量：外用：适量，鲜品捣敷，煎水洗，或晒干研末调敷。

中药药名索引

五画（44）

六画（33）

七画（40）

八画（37）

九画（48）

十画（36）